うつ病は「田んぼ理論」で治る

心療内科医が見つけた、一番確かな治療法

川村総合診療院　院長
川村則行
Noriyuki Kawamura

PHP研究所

〈はじめに〉

「うつ病は治らない」はウソです

「うつ病は治らない」「ずっと薬を飲み続けないといけない」「必ずぶり返す」――。

うつ病に対して、こんなイメージを持っている人も多いかもしれませんが、決してそんなことはありません。

うつ病は治せます。ちゃんと「卒業」することができます。

ただし、治すには条件があります。本当に効果のある治療をしっかり受けること。これに尽きます。

うつ病は、時間がたてば自然に治るという病気ではありません。薬をずっと飲み続けていたら治るというものでもありません。専門家に悩みを聞いてもらったら、それで治るというものでもありません。薬による治療にしろ、心理療法にしろ、治療にはその人に適した効果的な内容があり、また実施すべきタイミングというものがあります。適切な治療を、適切な時期に、適切な期間行う、それがとても重要なのです。

つまり、治るにはそれ相応のプロセスが必要ということです。

うつ病がなかなか治らないと言っている患者さんの中には、このプロセスをきちんと踏んでいない人が多いように思います。それはなぜだろうと考えてみると、理由は医師の側と患者さんの側、両方にあるように思われます。

私のクリニックには一日にかなり多くの患者さんが来院されますが、その半数以上は以前他の医療機関で治療を受けていたことのある方々です。患者さんに、これまでどんな治療を受けていたのか聞いてみると、びっくりすることがしばしばあります。例えば、本当はうつ病ではないのにうつ病の治療を受けていたとか、一日四〇mg飲まないと効果の出ない抗うつ薬を、副作用も出ていないのにずっと二〇mgしか処方されないでいたとか、うつ病なのに睡眠薬を何年もだらだらと処方されていたとか……。このやり方では、うつ病が治るはずもないだろうと思うことがよくあるのです。

一方、患者さんの側に原因があって、なかなか治らないということも少なくありません。多くの患者さんは〝せっかち〟です。早く治りたい、とにかくすぐに治療の手ごたえを感じたい、一日でも早く社会に復帰したい……と、回復を急ぐ気持ちが非常に強いのです。しかし、そんな焦りが結局、治療の足を引っ張ってしまいます。うつ病をかえって悪化させることもあります。また、処方された薬をちゃんと飲まなかったり、自己判断で勝手にやめたりする人もいます。これでは、治るものも治りません。

繰り返しますが、うつ病は治せる病気です。そして、治すためには適切な治療をきちんと受けることが何より重要です。この本では、その適切な治療法についてできるだけわかりやすく、具体的にご紹介しようと思います。

本の題名になっている**「田んぼ理論」**という言葉を見て、驚いた人もいることでしょう。「うつ病と田んぼに一体どんな関係があるの!?」と。もちろん、うつ病と田んぼとの間には何の関係もありません。この言葉は、うつ病のこと、うつ病治療のことをよりわかりやすく、かつ深く理解していただきたいと思って考え出した〝たとえ話〟に過ぎません。

しかし、〝脳〟を〝田んぼ〟に置き換えて考えてみると、複雑な脳の中の状態がイメージとして理解しやすくなります。例えば、うつ病になったとき、脳の中は炎症によって多くの神経細胞が死んでしまい、生きている細胞も半死半生の状態になっています。神経伝達物質も非常に少なくなっています。これを田んぼにたとえてみると、田の半分が荒れ果てて稲を作れなくなったような状態ということができます。お米ができなくなると死活問題ですから、なんとしても田んぼを救わなくてはなりません。その救済プロジェクトが、うつ病の治療になるわけです。

病気を治すには、その病気のことを理解しておかないといけません。手前味噌《みそ》になりますが、田んぼ理論はうつ病を理解する大いなる助けになると信じています。

さらに、この本では、田んぼ理論に基づいた「**うつ病回復へのロードマップ**」を作成し、つらい時期から立ち直って、病気を克服するまでのプロセスを五段階で明確に示しました。冒頭にあるこのロードマップは、ぜひ切り取って家の中の見やすい場所に貼るなどしてください。そして、自分は今、どの段階にいて、どんな状態なのかを折に触れて確認してください。治療は、この五段階のプロセスに沿って進行します。やるべきことを、やるべき時期に、ちゃんとやっていけば、うつ病は必ずよくなります。

田んぼ理論やロードマップには、私がこれまで多くの患者さんと向き合うなかで、こうしたらうつ病を確実に治せる、卒業してもらえるという確かな手応えを得られたメソッドを存分に盛り込んでいます。私の臨床経験から考察するに至った「川村式・うつ病の治し方」といったところです。

うつ病を克服した患者さんはたくさんいます。うつ病になる前より、うつ病になった後のほうが人間的に成長できたという人も多くいます。なかには、「うつ病になってよかった」と話す患者さんがいるのも事実です。

あなたも、うつ病を治せるのです。

どうぞ、素直な気持ちで、回復への道のりを一歩ずつ歩んでいってください。必ず治ると信じて、前を向いて進んでいってください。今、光は見えなくても、歩を進めた先にきっと明るい景色が見えてきます。

うつ病は「田んぼ理論」で治る　心療内科医が見つけた、一番確かな治療法　目次

第4章【うつ病を治す編】第3ステップ〝初夏〟第4ステップ〝夏〟

第5章 【うつ病を治す編】第5ステップ〝実りの秋〟

第6章 [うつ病を診断する編] 血液検査で、うつ病を正しく診断する

第1章

［うつ病を知る編］

うつ病は5ステップで確実に治す

〝冬〟からスタート、〝実りの秋〟がゴール

うつ病は、つらい病気です。

患者さんは気分が落ち込んで、何もする気になれず、頭も思うように回らなくなります。体もすぐに疲れてしまい、家事や仕事も満足にできなくなります。そして自分はダメな人間だ、周りに申し訳ないなどと、自分を責めるようにもなります。

うつ病になった当初は、季節でいうとまさに〝冬〟。寒くて、暗くて、凍《こご》えるような厳冬の時期といえるでしょう。

この〝冬〟の状態から治療を開始して、心身共に回復し、社会生活に問題なく復帰できるまでの期間を、私は季節になぞらえて五段階に区切っています。

うつ病を発症して最も苦痛の多い〝冬〟、治療の効果が出てきて改善を感じ始める〝春〟、調子がよくなって主観的には十分に回復したと感じられる〝初夏〟、仕事や家事も問題なくできるようになる〝夏〟、そしてうつ病が治って再発の心配もなくなった

〝実りの秋〟です。

季節の移ろいというのは、一直線に進むのではなく、ときに行きつ戻りつを繰り返しながら、少しずつ、そして着実に変化していきます。例えば、冬から春先にかけては、三寒四温といって寒い日が三日続いたら次は温暖な日が四日続き、また寒い日が…といった具合に、揺れながら春へと移行していきます。また、春爛漫《らんまん》となった後も突然、寒の戻りがやってきて身震いすることもあります。

うつ病も同じで、よくなったり悪くなったりを繰り返しながら、少しずつ回復していきます。〝冬〟から一足飛びに〝夏〟に行くことはできませんし、〝春〟からいきなり〝実りの秋〟を迎えることもできません。つまり、うつ病の回復も季節の移ろいと同様、それなりのプロセスと時間が必要ということです。

同時に、こうも言えます。三寒四温にじらされようと、寒の戻りや花冷えに震えようと、確実に季節は変わっていきます。うつ病も、治療が思うようにいかない時期があっても、症状が一進一退であっても、ちょっとずつ、ちょっとずつ、回復に向かって進んでいます。だから、諦めてはいけません。このことは患者さんにも、ご家族にも、ぜひ肝に銘じておいてほしいことです。

そして、もう一つ知っておいてほしいのは、それぞれの段階で治療の中身が異なるということです。〝冬〟にやるべき治療と〝春〟や〝夏〟に行うべき治療は、内容が違ってきます。早くよくなりたいからといって、まだ〝冬〟なのに焦って〝春〟の治療を始めてしまったら、効果がないどころか、症状を悪化させることにもなりかねません。冬に薄着をすると、風邪《かぜ》をひいてしまうのと同じです。治療というのは、内容はもちろんのこと、タイミングも非常に重要だということです。

〝冬〟から〝春〟、〝初夏〟、〝夏〟、そして〝実りの秋〟へ――。

この五つのステップを一つずつクリアして初めて、うつ病は確実に治すことができるのです。

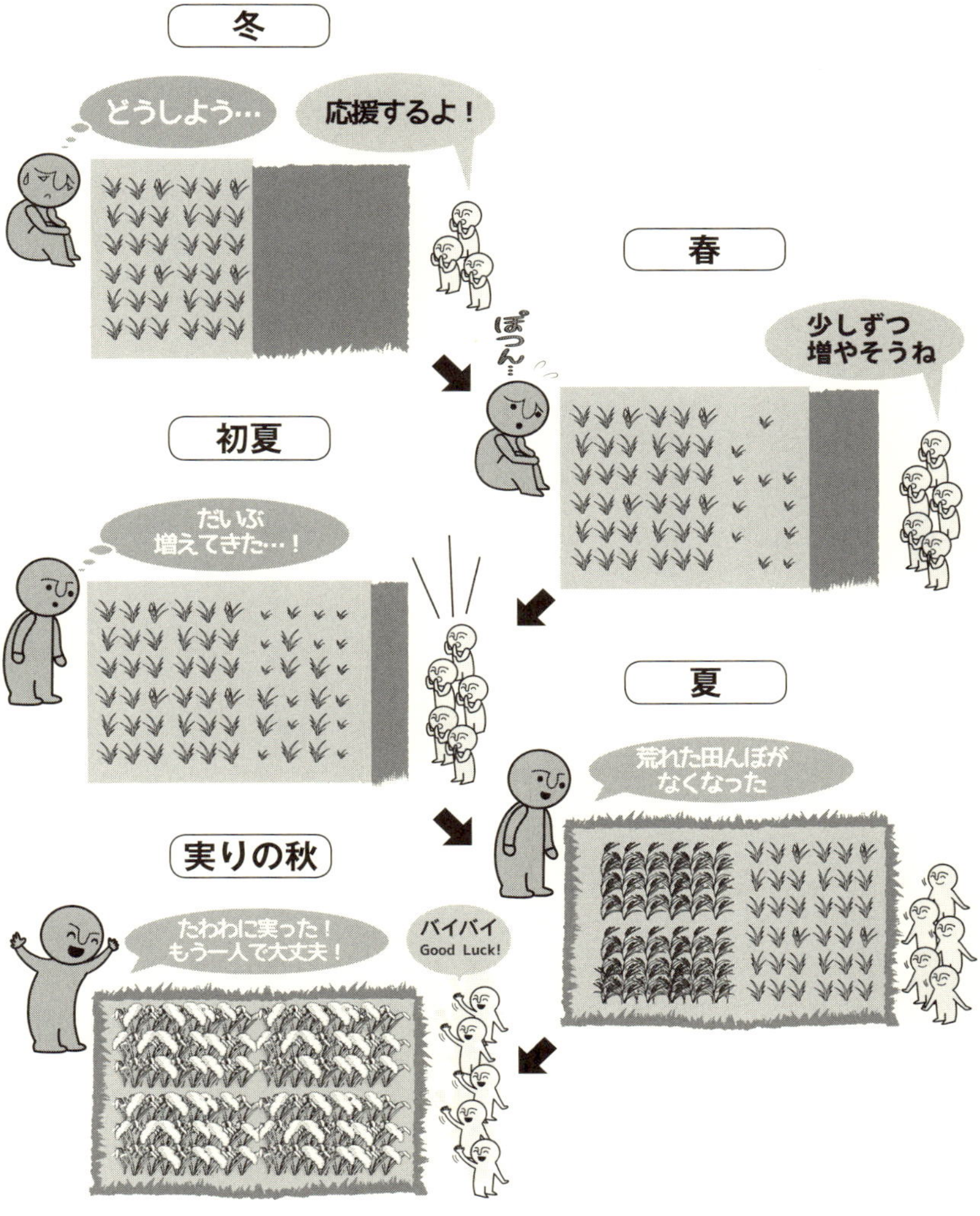
冬
どうしよう…
応援するよ！
春
ぽつん…
少しずつ
増やそうね
初夏
だいぶ
増えてきた…！
夏
荒れた田んぼが
なくなった
実りの秋
たわわに実った！
もう一人で大丈夫！
バイバイ
Good Luck!

「うつ病回復へのロードマップ」とは

この五つのステップに基づいた治療プロセスを一目でわかるようにしたのが、冒頭の「**うつ病回復へのロードマップ**」です。これを見れば、そのステップごとの症状や本人の気持ち、脳の中の状態、治療内容、回復の度合い、さらには家族のあるべき対応などが、コンパクトに理解できます。

切り取って部屋の中などに貼ることができるように、一覧表にしました。わざわざ本を開かなくても、貼っておけば患者さんは思い立ったときにすぐ一覧表を見ることができます。何度も見て、確認することが重要なのです。

このロードマップには、大きく次の三つのメリットがあると考えています。

①今の自分の状態と居場所がわかる
②今やるべきことが明確になる

③治療の全体像がわかり、いずれゴールにたどり着けるという見通しが立つ

うつ病治療はステップごとに内容が異なりますから、今、自分がどのステップにいて、何をするべきなのかを把握しておくことが重要です。また、治療は年単位に及びますから、「このままよくならないんじゃないか……」などと先が見えない時期もあります。そんなときはロードマップを見て回復への道のりを確認することで、「もう少しで次のステップに行ける」「このまま行けばゴールにたどり着ける」と希望を取り戻すことができます。道に迷っても、手元に地図があれば安心なのと同じです。

それでは、まずはこのロードマップにある各項目について簡単に説明しておきましょう。ロードマップを切り取るか、コピーをするなどして横に置き、確認しながら次ページ以降の文章を読んでください。なお、ステップごとの詳しい内容については、第2章以降で説明します。

約二年で〝冬〟から〝実りの秋〟へ

〈うつ病になってからのおおよその期間〉

ステップ1の〝冬〟からステップ5の〝実りの秋〟に到達するまでに、だいたい十七〜二十カ月かかります。つまり、症状がなくなり、薬もいらなくなって、うつ病がすっかり治ったといえるまでに一年半〜二年近くかかるということです。もちろん、これは平均的な数字ですから、もっと早くゴールにたどり着く人もいれば、もう少し余分に時間がかかる人もいます。

1から5までの各ステップを個別に見てみると——。

〝冬〟の時期は、薬をしっかり飲めば四カ月ほどでつらい症状が和らいでいきます。そして、〝春〟になると治療の手ごたえを感じられ、「このまま治っていけそうだ」という希望の芽が出てきます。ただし、この時期は不安定で、よくなったり悪くなったりを繰り返します。この揺らぎの時期は四カ月ほど続きます。

一進一退の春を過ぎると、いよいよ〝初夏〟です。症状がほとんど消え、心身の調子もよくなって、「もう十分に回復した」と感じられる時期です。なかには「治った」と判断して、治療をやめてしまう患者さんもいます。しかし、うつ病の急性期が終わっただけで、まだ完全に治っているとは言えません。この時期に治療をやめてしまうと、必ず再発します。この初夏の一～二カ月間は、完治に向かうのか、再発への道に戻ってしまうのか、今後の方向を左右する重要な時期なのです。

そして〝夏〟になると、症状はほとんどなくなり、仕事や家事も以前のようにできるようになります。家族など周りの人が見ても「もう治った」と思いがちです。しかし、まだこの段階でも完全とはいえません。うつ病の症状がなくなって、表面上は治ったように見えますが、「回復」といえるところまでは治っていないのです。この状態は、医学的には「寛解《かんかい》」と呼ばれます。つまり、〝夏〟の時期はまだ寛解に過ぎず、回復に到達していませんから、職場や家庭などで何か強いストレスが加わったりすると、症状がぶり返してしまうかもしれない、という心配が残るのです。この時期には自分の心の内側を強化して、再発しない強さを育てていきます。八カ月くらいは、そういう地固めが必要です。

そうして、いよいよ迎えるのが〝実りの秋〟。うつ病が治り、回復し、社会に復帰でき、自分自身の成長が感じられ、もううつ病にならないという自信も生まれます。ここまで来ると、うつ病治療は〝卒業〟です。

ステップ1の〝冬〟からステップ5の〝実りの秋〟までに、たいていの場合、少なくとも二年近くかかると知って、「そんなにかかるの⁉」と思った人もいることでしょう。しかし、うつ病を確実に治し、再発しない自分を育てるには、それなりの時間が必要です。促成栽培では太刀打ちできません。

再発してしまえば、また〝冬〟から治療のやり直しですから、治るまでにさらに時間がかかってしまいます。じっくりと腰を据えて治療に取り組むことが、結局は一番の近道なのです。

うつ病には九つの症状がある

〈うつ症状〉

ロードマップの〈うつ症状〉のところには、九項目の症状のうちいくつに該当するか、その目安が書かれています。

九項目の症状というのは、うつ病の診断基準（ＤＳＭ−５）に載っている九つの典型的な症状のことです。大きく次の症状があります。

①気分が落ち込んだり、悲しくなったりする「抑うつ気分」
②物事に対して興味がなくなり、楽しめなくなる「興味・喜びの喪失」
③疲れやすく、気力が湧かない、何をするにも億劫《おっくう》という「疲労感の増大・気力減退」
④食欲がない、あるいは食べすぎてしまう「食欲不振・過多」

⑤なかなか眠れない、あるいは寝すぎてしまう「不眠・睡眠過多」
⑥自分には価値がない、周りに申し訳ないなどと思ってしまう「無価値感・罪責感」
⑦頭が思うように回らない、物事に集中できない「思考力・集中力の低下」
⑧そわそわして動き回る、あるいは動作や話し方がゆっくりになる「精神運動性焦燥・遅延」
⑨生きていても仕方がない、死にたいと考えてしまう「希死念慮・自殺企図」

これらのうち、①の「抑うつ気分」と②の「興味・喜びの喪失」の両方、もしくはどちらか一つに該当。さらにその上で、③〜⑨までの項目も合わせて、全部で五項目以上に当てはまっている。そんな状態がほぼ一日中、ほとんど毎日、二週間以上続き、仕事や家事などの日常生活にも支障をきたしている——。このような場合に、うつ病と診断されます。

〝冬〟は、うつ病と診断される時期ですから、当てはまる項目は五つ以上。症状が最も多く、非常につらい時期です。

◉うつ病の診断基準(DSM-5)

主	① 抑うつ気分	気分が落ち込んだり、悲しくなったりする
主	② 興味・喜びの喪失	物事に対して興味がなくなり、楽しめなくなる
副	③ 疲労感の増大・気力減退	疲れやすく、気力が湧かない、何をするにも億劫と感じる
副	④ 食欲不振・過多	食欲がない、あるいは食べすぎてしまう
副	⑤ 不眠・睡眠過多	なかなか眠れない、あるいは寝すぎてしまう
副	⑥ 無価値感・罪責感	自分には価値がない、周りに申し訳ないなどと思ってしまう
副	⑦ 思考力・集中力の低下	頭が思うように回らない、物事に集中できない
副	⑧ 精神運動性焦燥・遅延	そわそわして動き回る、あるいは動作や話し方がゆっくりになる
副	⑨ 希死念慮・自殺企図	生きていても仕方がない、死にたいと考えてしまう

主の①②の両方、あるいはどちらか一つに該当。さらに副の③〜⑨も合わせて5つ以上に当てはまる状態が2週間以上続く場合、「うつ病」と診断される。

〝春〟になると治療効果が現れて、一〜四項目に減っていきます。

そして、〝初夏〟や〝夏〟になるとさらに減って、〇〜二項目となります。〇項目ということは、うつ病の症状がまったくなくなったということです。

〝実りの秋〟に至っては、もちろん〇項目です。

うつ症状の該当数は、ステップ１から５へと向かうプロセスの中で、確実に減少していきます。

最初はみんな「治る気がしない」

〈本人の気持ち・仕事や家事・うつ病への理解〉

うつ病になると、患者さんの気持ちや日常生活はどのような状態になるでしょうか。

ロードマップでは、〈本人の気持ち〉〈仕事や家事〉〈うつ病への理解〉についてもまとめました。これらもまた、ステップが進むごとに変化していきます。

うつ病を発症した〝冬〟の時期には、本人の気持ちは当然のことながら、悲観的です。苦痛や今後への不安感が強く、治療に対しても「本当に治るのだろうか？」と懐疑的になります。仕事や家事もできず、なぜ自分がうつ病になったのかもわからない状態です。

それが〝春〟になると治療の効果が出始め、仕事や家事も少しならできるようになります。なぜうつ病になったのか、その理由についても徐々に理解し始めます。たとえば、「一カ月の残業が百時間を超えるような働き方をしていたのだから、そりゃ、うつ病になってもおかしくはなかったな」とか、「プライドが高くて、できないのにできないとも言えず、無理を重ねてきたから、こうなったのかな……」などと、少しずつ自分の内側を見つめる余裕が出てくるのです。

〝初夏〟や〝夏〟になると、仕事や家事もだいぶできるようになり、「治った気がする」「やっていけそう」と気持ちも明るく前向きに変わってきます。うつ病に対する理解も進みます。ただし、再発への不安はまだ残っている段階です。

そういった不安が解消され、「やっていける」「仕事や家事もできる」「どうすれば再発しないかもわかった」という状態に至るのが、〝実りの秋〟です。うつ病治療のゴールテープを切る最終段階です。

「できる」という自己評価にはズレがある

〈自分の能力に対する感覚〉

うつ病になると、これまで当たり前のようにできていたことも難しくなります。つまり、能力が明らかに低下します。

しかし、その低下した能力に対しては、患者さん本人の感覚と周りの客観的評価との間にかなりのズレがあります。患者さん本人は「できる」と思っていても、客観的には「できない」ということが多々あるのです。

例えば〝冬〟の時期は、つらい症状が多く、仕事や家事もできない時期です。では、元気なときの自分の能力を一〇〇％とした場合、この時期の能力はどのくらいでしょうか。仕事も家事もできない状態なのだから〇%でしょうか。いえいえ、患者さん本人からするとそんなことはなくて、能力は元気なときのだいたい二〇~五〇%くらいと認識している人が多いように思います。

しかし、医師が客観的に判断すると、この〝冬〟の時期の能力は元気なときの〇%からせいぜい三〇%といったところです。患者さんが主観的に「もっとできる」と思っていても、客観的には「そこまでできない」というのが冷静な評価なのです。

実は、このズレが最も現れやすいのが、〝初夏〟です。患者さんは自分の能力が七〇~一〇〇%にまで回復したと感じ、「もう大丈夫」「仕事も家事もできる」と考えてしまいがちです。そして、無理をしたり、治療がおろそかになったりしやすいのです。しかし、客観的に見ると、この時期の能力は六五~七五%といったところ。まだまだ完全回復とは言えない状態なのです。

症状を後戻りさせないためには、このズレを意識しておくことが非常に重要です。自分が「できる」と感じても、「いや、待てよ。もしかしたら客観的にはそうでないのかもしれない」と、はやる気持ちに少しストップをかけてみることが大事なのです。

そこでロードマップでは「自分の能力に対する感覚」について、主観的な数値と客観的な数値を載せました。もちろん、数字自体に根拠があるわけではなく、私がこれまで多くの患者さんを診てきたなかで感じた、おおまかな目安となっています。

なお、このズレが完全になくなって、主観的評価と客観的評価が一致するのが、ゴールの〝実りの秋〟です。逆に言うと、両者が一致するところまできたからこそ、完全回復と言えるわけですね。それだけ自分自身を冷静に客観的に捉えることができるようになったということなのです。

脳の中の物質が不足する

〈脳の中の状態〉

うつ病は脳の病気ですから、もちろん脳の中でも異常が生じています。その代表が、神経細胞（ニューロン）の間で情報のやりとりをしている「神経伝達物質」の減少です。ロードマップには、これらの物質が十分足りているのか、減っているのかについても記しました。

脳の神経伝達物質にはいろいろなものがありますが、うつ病に深く関わっているのは三つ。「**セロトニン**」「**ノルアドレナリン**」「**ドーパミン**」です。これらの物質にはそれぞれ異なった働きがあり、私たちの感情や気分と密接に関係しています。

セロトニンには、気分を安定させたり、不安や恐怖を軽くしたり、食欲をコントロールしたりする働きがあります。このため、減少すると抑うつや不安、緊張、落ち着きのなさ、恐怖、悲しい気持ち、食欲不振や食欲過多、性欲の低下などの症状が出てきます。うつ病の初期に現れやすい不安感やイライラする感じは、このセロトニン不足が主な原因といえます。

ノルアドレナリンは、思考力や集中力、気力、意欲、興味、喜び、活動性などに関わっています。会社に行ったり、家事をしたりするという「社会的機能」に一番関係しているのが、このノルアドレナリンです。減少すると意欲や集中力、思考力の低下、気力の減退、興味や喜びの喪失、疲れやすさ、活動性の低下などの症状が現れ、仕事や家事などの社会生活に支障が出てきます。

ドーパミンは、気分の高揚や幸福感、快楽、意欲、動機付けなどと関係しています。テストで百点を取って褒《ほ》められた、プレゼンがうまくいって上司に認められたなど、目標を達成したり、人に褒められたりして、「うれしい」「たのしい」「心地よい」「またがんばるぞ」などと感じる、そういった前向きな感情に関与しています。低下すると、楽しみの喪失、意欲の低下、食欲不振などの症状が出てきます。

私たちの感情や気分は、これらの神経伝達物質の複雑なやりとりや量の多少に常に影響を受けています。うつ病では、神経伝達物質の減少によって、抑うつ気分や気力の減退、喜びの喪失などの精神症状と、疲労感や不眠などの身体的な症状が同時に現れ、日常生活に支障をきたすようになるわけです。

ステップごとに見ていくと、〝冬〟はセロトニンもノルアドレナリンもドーパミンも極めて少なくなっています。脳の中の神経伝達物質がいわば枯渇《こかつ》している状態ですから、それを補ってあげることが重要です。つまり、それが薬による治療です。抗うつ薬を飲むことで、不足しているセロトニンやノルアドレナリンを外から補給してあげるわ

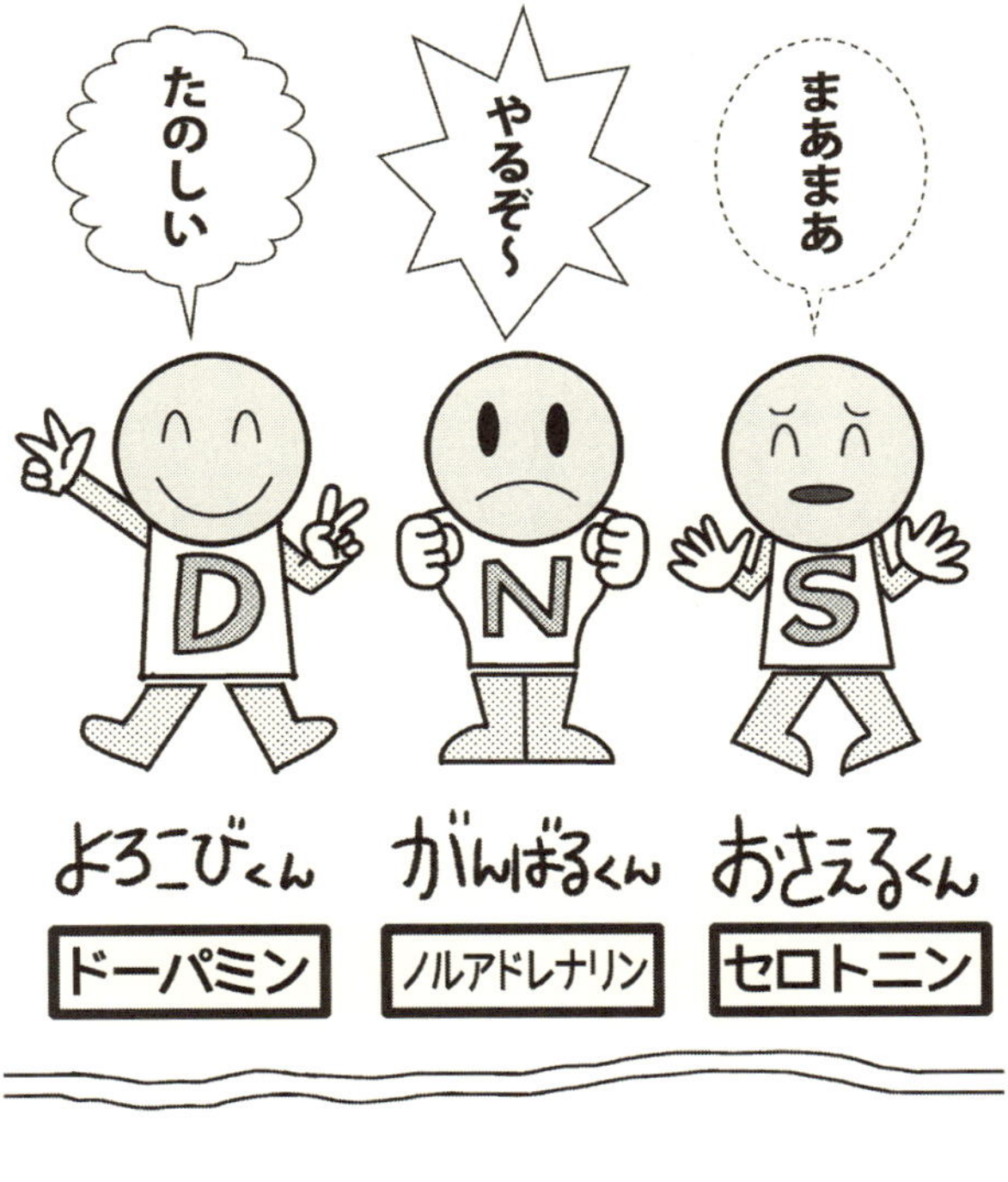
たのしい
やるぞ～
まあまあ
D
N
S
よろこびくん
がんばるくん
おさえるくん
ドーパミン
ノルアドレナリン
セロトニン

けですね。

なお、ドーパミンの場合は減るだけでなく、反対に多くなりすぎることもあります。ドーパミンが過剰になって働きが不安定になると、「夫が浮気をしているのではないか」「職場で悪口を言われているのではないか」などといった妄想や猜疑心《さいぎしん》が出てきます。このような場合は、抗うつ薬以外にドーパミンを安定化させる薬を用いることもあります。

こうやって治療を続けることで、〝春〟から〝初夏〟、〝夏〟に向かうにつれ、脳内の神経伝達物質は少しずつ増えていきます。それに併せて、薬の量も徐々に減らしていきます。そして、〝実りの秋〟を迎える頃には、神経伝達物質は元気だった頃と同じ分量にまで回復します。ここまでくれば、もう薬の助けは不要。うつ病から卒業です。

ついでにいうと、統合失調症は、ドーパミンの働きが過剰になる病気です。過剰になると幻覚妄想が生まれ、脳の中だけで声がする、無いものが見える、無い匂いがして臭く感じるといったことなどが起こります。そのため、ドーパミンのコントロールが重要です。また、セロトニンも働きが悪いことが多く、ノルアドレナリンも人によって多かったり少なかったりします。つまり、うつ病と非常によく似ています。患者さんが、幻覚妄想があることを伝えなければ、医師は、重いうつ病と診断してしまうことも多いのです。

統合失調症の方や、そのご家族、また周囲にその病《やまい》に苦しむ人がおられる方は、次のようにお考えください。統合失調症の中にも、うつの性質が同居していることが多いですから、うつ部分の治療については、本書の記載が全て参考になります。ぜひ、その知識を生かしていただきたいと思います。

コラム

モノアミン仮説と科学者の執念!?

神経伝達物質のセロトニン、ノルアドレナリン、ドーパミンは、構造が共通することから、「モノアミン」と総称されています。つまり、うつ病はモノアミンの異常によって起こる病気というわけで、これを「モノアミン仮説」といいます。なぜ、わざわざ「仮説」というのかというと、モノアミンが減ったから本当にうつ病になるのか、その真偽を脳の中をのぞいて確かめることができないからです。薬の作用から推し量ると、モノアミンの減少が神経細胞同士の情報のやり取りを阻害し、うつ病を引き起こすと「考えられる」。だから、「仮説」というわけです。

モノアミン仮説は、偶然の発見から導き出されました。血圧を下げる「レセルピン」という薬を投与すると、うつ病になる患者さんが多く出たのです。この薬にはモノアミンを減らすことで血圧を下げるという薬理作用がありますから、どうやらモノアミンの減少がうつ病発症に関与しているらしい……となったわけです。

医学や科学の分野では、こういった想定外の出来事から新たな発見や展開が生まれるということがしばしばあります。転んでもただでは起きぬ、科学者の執念といえるのかもしれませんね。

炎症によって神経細胞が死ぬ

うつ病では、神経伝達物質が減るだけでなく、脳の神経細胞自体にもダメージが及んでいます。神経細胞の多くが損傷によって死んでしまったり、萎縮《いしゅく》したりして、本来の機能を発揮できなくなっているのです。なぜこんなことになるのか。その原因として最近注目されているのが、脳内での「炎症」です。

炎症というのは、ケガや火傷《やけど》、感染などに対して生体内で起こる防御反応のこと。ケガをしたり火傷をしたりすると、その部分が赤く熱っぽくなって、ひりひり痛んできますね。これが炎症による症状です。また花粉症で鼻が詰まったり、喘息《ぜんそく》で息が苦しくなったりするのも、鼻粘膜や気道に炎症が生じたために起こる症状です。

実は、脳の中でも、こういった炎症が起こっていることが、近年の研究で明らかになってきました。もっとも、ケガや火傷などの炎症とは違って、目に見えないごく小さな炎症です。通常のＭＲＩ（磁気共鳴画像）検査などでも撮影はできないくらいです。

ならば、どうして脳の中で炎症が起こっていることがわかるのだろう？と、不思議に思われるかもしれませんね。ごもっともなことです。それは血液の中に、炎症の際に増える物質がたくさん見つかるからなのです。体にはケガや火傷や喘息など、炎症を起こしていそうなところが見当たらないのに、血液中には炎症に関係する物質がいっぱい出てきている。これはどうやら首から下ではなく、脳の中で炎症が起こっているに違いない……という解釈が成り立つわけです。

体の中で免疫を担当しているのは白血球ですが、脳の中では「**マイクログリア**」と呼ばれる細胞がその役割を担っています。この細胞が活性化すると、そこからいろいろな物質が放出されます。そして、それが脳の細胞にダメージを与えたり、炎症を悪化させたりすることがわかっています。

さて、話をうつ病に戻すと、〝冬〟の時期には脳の神経細胞もボロボロになっています。炎症によって多くの神経細胞が死んでしまい、セロトニンやノルアドレナリンなどの神経伝達物質も供給できないような状態に陥っているのです。

しかし、薬による治療を続けていくと、炎症によってダメージを受けた神経細胞も徐々に蘇《よみがえ》っていきます。

〝春〟にはまだ多くが死んだり、半死半生だったりする状態ですが、少しずつ修復が始まっていきます。〝初夏〟になると、神経細胞が新しく生まれてきたり、半死半生だったものが息を吹き返してきたりします。〝夏〟ともなると、そうやって蘇った神経細胞がかなり増えています。最終段階の〝実りの秋〟には、神経細胞は十分に回復し、本来の働きを発揮できるようになります。

そして、神経細胞の回復に歩調を合わせて、神経伝達物質の不足も解消されていくのです。

コラム　炎症って何？

たとえば、転んで膝《ひざ》を擦《す》りむいたとしましょう。

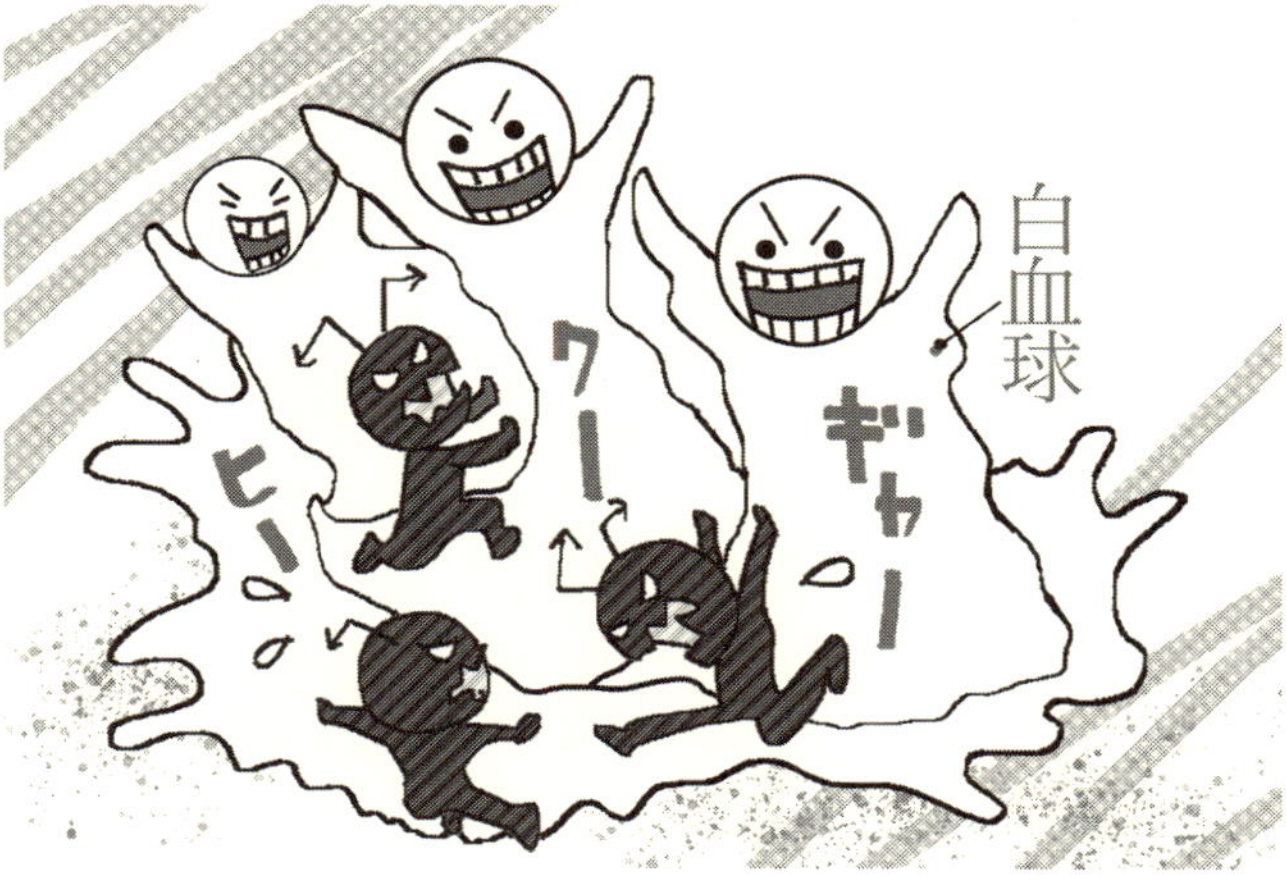

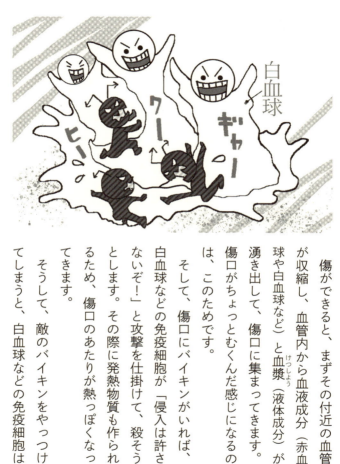

傷ができると、まずその付近の血管が収縮し、血管内から血液成分（赤血球や白血球など）と血漿《けつしょう》（液体成分）が湧き出して、傷口に集まってきます。傷口がちょっとむくんだ感じになるのは、このためです。

そして、傷口にバイキンがいれば、白血球などの免疫細胞が「侵入は許さないぞ！」と攻撃を仕掛けて、殺そうとします。その際に発熱物質も作られるため、傷口のあたりが熱っぽくなってきます。

そうして、敵のバイキンをやっつけてしまうと、白血球などの免疫細胞は

「任務完了!」ということで、再び血管内に戻っていきます。一方、敵と戦って力尽きた白血球はその場で死んでしまい、その死骸が「膿《うみ》」となります。擦りむいた傷の真下では、こんな目には見えない戦いが繰り広げられているんですね。

免疫を担当する細胞が、体を守るためにせっせと働いている一連のプロセス。それが炎症なのです。

うつ病になると血液中の〝ある物質〟が減る

〈血液検査でのPEA濃度が診断の指標〉

「血液検査? PEA濃度? それ何?」と思われた方がほとんどでしょう。

PEAとは、**「リン酸エタノールアミン」**のこと。Pがリン酸、Eがエタノール、A

がアミンを意味しています。詳しくは第6章で書きますが、私は血液に含まれる、この**PEAという物質がうつ病診断の指標になることを発見**しました。

体の病気を診断するときは、まず採血をして、それぞれの機能にかかわる物質に異常がないかを調べますね。たとえば、糖尿病なら血糖値やHbA1C（ヘモグロビン・エーワンシー）、脂質異常症ならコレステロールや中性脂肪、貧血なら赤血球やヘモグロビンといった具合です。

ところが、うつ病の場合は、病気にかかっているかどうかを血液検査で客観的に調べる方法がありませんでした。診断は医師による問診が中心。それを通して医師の主観や経験、長年の勘といったものを駆使して、うつ病かどうかを診断しているのです。このため、医師によって診断が異なることもよくあります。場合によっては、診断自体が正しくないこともあるのです。これは、うつ病診断の大きな問題として以前から指摘されてきました。

ならば、うつ病も糖尿病などの体の病気と同様、血液中の〝物質〟で客観的に診断ができないものだろうか――。私はそのように考え、国立精神・神経センター（現在、国立精神・神経医療研究センター）に在籍していた二〇〇〇年頃から研究に取り組み始めました。そして二〇〇九年に、ＰＥＡがうつ病診断の指標になることを突き止めたのです。

うつ病になると、血液中のＰＥＡ濃度が低下します。健康な人のＰＥＡ濃度は、一・五～三・〇μＭ（マイクロモーラー）ですが、うつ病では一・五μＭ以下になることが研究の結果、わかりました。

ステップごとに見てみると、〝冬〟はうつ病と診断され、症状も一番つらいときですから、ＰＥＡ濃度も一・五μＭを切って低値になっています。〝春〟になると症状はある程度改善しますが、ＰＥＡ濃度はまだ低いままです。

それが〝初夏〟になるとだいぶ上昇し、正常値にまで回復する人もいます。うつ病の改善が進むにつれて、ＰＥＡ濃度も上昇してくるわけですね。そして、〝夏〟や〝実りの秋〟にもなれば、もう文句なしの正常値となっています。

私のクリニックでは、うつ病の診断時だけでなく、治療の節目節目にもこのＰＥＡ濃度を測定しています。今飲んでいる薬が効いているか、順調に治療効果が出ているか、薬を減らしてもいいか、薬をやめてもいいか……といったことを判断する材料として大いに参考にしているのです。

ちなみに、先に書いた神経伝達物質と神経細胞、そしてこのＰＥＡには共通点があります。答えは、どれも〝物質〟であるということです。つまり、うつ病においても糖尿病などの体の病気と同様、体内で特定の〝物質〟が減ったり増えたりして動いているということなのです。

うつ病というと、「心の病気」と捉えがちですが、それは違うと私は考えています。うつ病は心の病気ではなく、「脳の病気」であり、かつ「物質の病気」です。このことを押さえておくと、治療で何をなすべきかが自ずとはっきりしてきます。これに関しては第２章で詳しく説明します。

家族の協力があると治りやすい

〈家族のあるべき対応〉

うつ病の患者さんが回復していく過程で、家族の役割は非常に重要です。私は、家族の役割というのは「治るドアを開ける鍵」だと思っています。

患者さんの家族の中には、忙しいなか診察に同行して、一緒に医師の説明を聞き、ときには患者さん本人が言えないことを代弁してくれたり、代わりに医師に質問をしたりする方もいます。うつ病がどんな病気か、どんな治療をしないといけないのか、自ら勉強しようとする家族もいます。運動が必要な時期には一緒に歩いてあげたり、生活習慣を変える手伝いをしてくれたりする家族もいます。

このような家族の協力があると、治療はスムーズに運び、患者さんも治りやすいものです。

一方で、家族の協力がなかなか得られなかったり、家族自身が結果として患者さんの回復を妨げたりしている場合もあります。

たとえば、「うつ病になったのは、お前が悪いからだ」と非難したり、「早く治して働きなさい」などと急《せ》かしたりする家族もいます。本人の言うことをろくに聞かず、自分が言いたいことだけを言う家族もいます。病気のことや治療のことを学ぼうとしないどころか、「薬は体によくないので、飲んではいけない」などと根拠のないアドバイスをする家族もいます。あるいは放任というか、無関心というか、ろくに患者さんのお世話をしようとしない家族もいます。

当然のことながら、このような環境にいる患者さんは治療に難渋することが多いものです。

家族には親、兄弟姉妹、配偶者などがいますが、なかでも影響力の大きい存在が親です。親は子どもに対し、幼いころから感情や思考、行動に多大な影響を与えています。思考パターンや行動パターンが親子で似るというのも、よくあることです。

以前、私はある企業で働く社員（四十〜六十歳）を対象に、うつ病のなりやすさと親子関係について調べたことがありました。このことは拙著『本当に強い人、強そうで弱い人』（講談社＋α文庫）に詳しく書いていますが、結論から言うと、子どものころの親子関係は、大人になってからのうつ病のなりやすさ、なりにくさに大いに影響を及ぼしていることがわかったのです。

調査では、親の養育態度を「（子どもを）守る――守らない」「（子どもに）任せる――任せない」という二つの軸に基づいて分析しました。その結果、最もうつ病になりにくかったのは、親の養育態度が「守る・任せる」に当てはまる人たちでした。子どもに対して愛護的で、子どもの自主性や主体性に任せて、やりたいことをやらせてあげる。そのような親に育てられた子どもは、大人になってから、うつ病になりにくい傾向があったのです。

これとは反対に、最もうつ病になりやすかったのは、親の養育態度が「守らない・任せない」に該当した人たちでした。親が子どものことを愛情をもって守ってあげない、そして子どもの自主性や主体性を尊重せずに、あれこれと指示したり干渉したりしてくる。そういう親のもとで育った子どもは、大人になってから、うつ病になるリスクが最も高かったのです。

親の影響は子どもにとって絶大です。だからこそ、子どもがうつ病になったときは、親の協力が極めて重要なのです。

もちろん、親に限らず、一緒に暮らしている配偶者などの協力が重要なことは言うまでもありません。医師としては、家族にもできるだけ治療に参加し、患者さんの回復を正しく手助けしていただきたいと願っています。

そこでロードマップには、ステップごとに家族がとるべき対応についても書きました。患者さんがどのステップにいるかで、家族のとるべき対応も変わってきますから、ぜひ参考にしてください。

たとえば〝冬〟には、患者さんのことをひたすら見守るのが鉄則です。「がんばれ!」と励ましたり、「早くよくなって」などと急かしたりしてはいけない時期です。

ただ、〝春〟になれば、励ましもOKです。もっとも、一方的な「がんばれ!」ではなく、「一緒にがんばろう」と援助する姿勢が大切です。

〝初夏〟には、見た目は回復していますが、まだ波がありますから、焦らず寄り添ってあげることが大事。うつ病や体調のことについて、自宅でも患者さん本人とよく話し合ってほしいと思います。

〝夏〟も一見、大丈夫そうに見えますが、まだ油断は禁物です。この時期は、自分の心と向き合う心理療法に取り組んでいますから、家族には共感を持って支えてあげていただきたいのです。患者さんの思考パターンや行動パターンは、程度の差こそあれ、家族も共有していることが多いものです。家族自身がそのことに気づき、自らの内面を省みる機会にしてくれたなら、治療を確実に後押しすることになります。家族関係も今まで以上によくなるはずです。

そうやって家族が協力してくれた先に、〝実りの秋〟がやってきます。つらい時期を共に乗り越えたことで、以前よりも家族の信頼関係が深まったというケースも多いのです。患者さんは照れがあるのか、家族に対して直接感謝の気持ちを伝えることは少ないようですが、私が聞くと、ほとんどの患者さんは「家族には感謝しています」と答えます。

繰り返しになりますが、家族の支えと理解は、治療における「開けゴマ」です。扉が開いたその先には、回復へと向かう道が延びています。どうぞ、一緒に歩いていってあげてください。

「田んぼ理論」って何？

〈田んぼ理論〉

私は病気や治療のことを患者さんに説明するとき、よくたとえ話をします。そのほうが患者さんに理解してもらいやすいことが多いからです。**「田んぼ理論」**も、まさにその一つです。

もう一つ、私のクセとも言えるのが、そのたとえ話に〝理論〟という言葉をくっつけて、「○○理論」と呼んでしまうことです。実は、この本の中には田んぼ理論の他に、**「豆腐理論」**や**「消しゴム理論」**、**「服理論」**なるものも登場します。どれも内容はごくシンプルで、聞けば「なぁんだ、そういうことか」と思われるようなものばかりです。

仰々しく〝理論〟などと付けていますが、それはまあ、ご愛敬《あいきょう》とお許しください。

では、本題の田んぼ理論です。

これは、うつ病のときの脳の中の状態を田んぼにたとえたものです。脳が田んぼ、田んぼで作る稲が神経伝達物質を表しています。

たとえば、患者さんにとって最もつらい〝冬〟の時期、脳の中では炎症によって多くの神経細胞が死んでしまい、セロトニンやノルアドレナリンなどの神経伝達物質も非常に少なくなっています。これを田んぼ理論で置き換えると、次のようになります。

日照りなどが続いて田んぼの半分くらいが荒れ果ててしまい、稲を作れなくなってしまった。残り半分の田んぼでは、なんとか稲が育っているが、短く、ひょろひょろとして頼りない。これでは米が足りない。自給自足ができず、食べていけないではないか……。

これまでは自分が食べる分は自分で作っていたのに、それが半分に減ってしまったのですから、さあ大変。まさに死活問題です。田んぼの持ち主は、荒れた田んぼを見つめながら、「これは困った。どうしよう……」と、ため息をついている状態です。

このまま放っておくと、田んぼはますます荒れてしまいます。稲も死んでしまいます。早急に対策を講じなくてはいけません。そこで田んぼの持ち主は意を決して、「助けてくれー!!」と救いの手を求めました。

すると、その声に応え、「よーし、任せておけ!」と応援団が駆けつけました。応援団は荒れた田んぼを耕し、土を整え、ごみを処理し、水を引き、苗を植え、田んぼを蘇らせようと、せっせと働いてくれます。

実は、この応援団こそが、薬などの治療に相当します。荒れた田んぼは、この応援団の助けを借りて、再び自給自足が可能な田んぼへと回復していくわけですね。

逆に言えば、田んぼが荒れ果ててしまうと、持ち主が一人でいくらがんばったとしても、田んぼを元に戻すことは難しいのです。孤軍奮闘では間に合わない。そのうち食べる米も底をついてしまいます。だから、応援団が必須なのです。その助けがないことには、田んぼの回復は望めません。

さて、応援団の投入により、困った状態だった〝冬〟の田んぼも、〝春〟になるとだいぶ改善してきます。田んぼの整備が進み、荒れた部分が減っています。新たな苗も植えられ、少しずつ育ち始めています。これはつまり、脳の神経細胞の修復が始まり、神経伝達物質がちょっとずつ増えてきている状態です。

〝初夏〟になると、荒れた部分はさらに減って、稲が植えられ、耕作面積が着実に増えています。〝夏〟ともなると、荒れた部分はとうとうなくなり、田んぼ一面に稲が植えられています。これまでに植えた稲も着実に育っています。この段階にくると、神経細胞の新生がかなり進み、神経伝達物質もずいぶん増えてきました。完全回復まで、あと一歩という段階です。

そして〝実りの秋〟は、その名前の通りの状態。田んぼ一面に稲穂がたわわに実り、澄んだ秋空のもと黄金色に輝いています。荒れていた田んぼは完全に蘇り、田んぼの持ち主も大喜びです。ここまでくれば、もはや助けは必要ありません。持ち主は難局を乗り越えたことで前よりも逞《たくま》しくなり、一人でもちゃんとやっていけるようになりました。そうして、応援団は無事に役目を終え、田んぼから去っていきました。

つまり、脳の神経細胞も神経伝達物質も、健康なときと同じ状態に戻ったということ。薬はもはや不要で、うつ病の治療はこれにて終了！ということですね。

治療を受ける患者さんには、このような田んぼのイメージを常に思い描いておいてほしいと思います。自分で自分の脳の中をのぞくことはできません。脳の中がどうなっているか、実際に確かめることはできません。だから、想像力で補うのです。自分の田んぼ（脳）は今、どんな状態なのか、と。

たとえば――

「ああ、自分の脳は今、田んぼが荒れたような状態なのか。だから、助け（薬）が必要なんだな」とか。

「最近は調子がいいから、治ったような気がするけれど、田んぼはまだ〝春〟の段階で十分には回復していないから、油断は禁物。これまで通り、ちゃんと治療を続けないといけないな」とか。

逆に、「この数日、調子が今ひとつだけれど、田んぼは〝夏〟の状態にまで回復しているので、あまり気にすることはないか。波があるからな。そのうち改善してくるだろう」などなど。

自分自身の田んぼをイメージすることで、その時々の体調や感情の揺れに一喜一憂することなく、冷静に状態を理解することが可能になるのです。

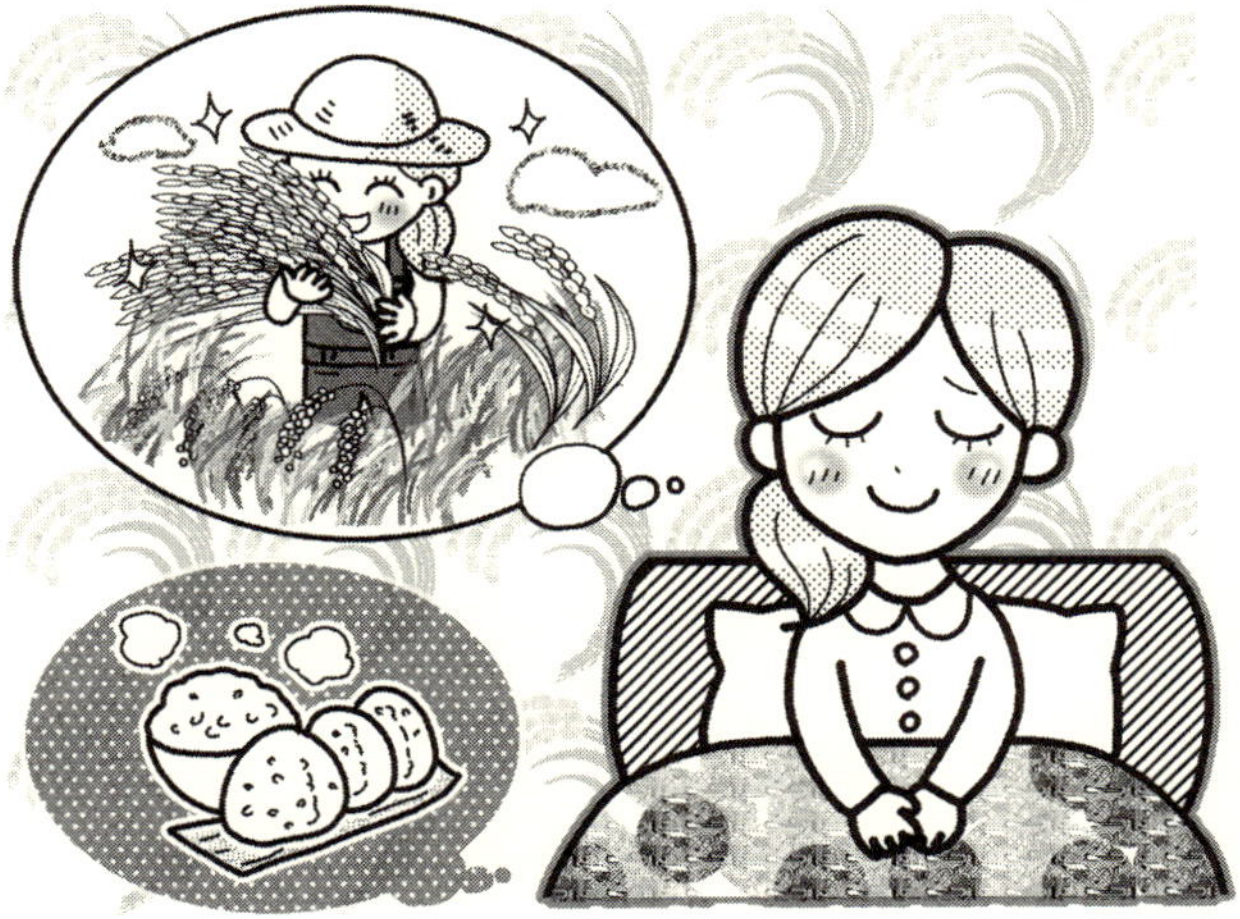

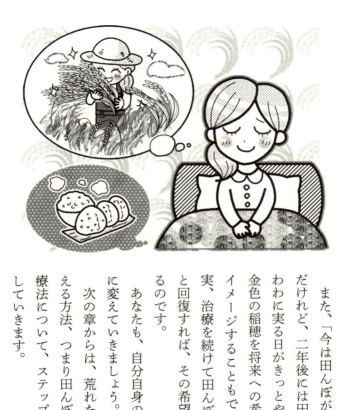

また、「今は田んぼが荒れてつらい状態だけれど、二年後には田んぼ全体に稲がたわわに実る日がきっとやってくる」と、黄金色の稲穂を将来への希望に重ね合わせてイメージすることもできるでしょう。事実、治療を続けて田んぼ（脳）がしっかりと回復すれば、その希望は現実のものになるのです。

あなたも、自分自身の田んぼを〝美田〟に変えていきましょう。

次の章からは、荒れた田んぼを美田に変える方法、つまり田んぼ理論に基づいた治療法について、ステップごとに詳しく紹介していきます。

第1章のまとめ

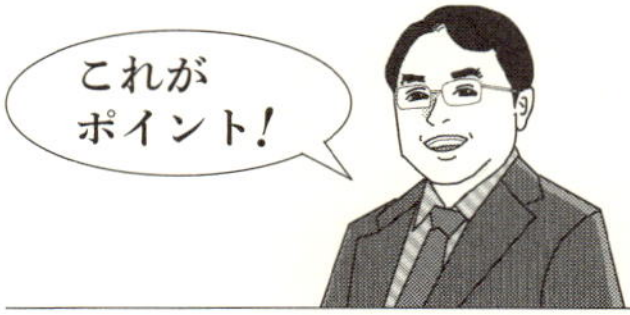

◎うつ病の回復過程には五段階あります。

◎完全に回復するまでに約二年かかります。

◎うつ病には大きく九つの症状があります。

◎本人の「できる」と「本当にできること」にはズレがあります。

◎うつ病になると、脳の神経伝達物質が減っています。

◎うつ病になると、脳の炎症によって神経細胞の多くが死んでいます。

◎うつ病になると、血液中の「ＰＥＡ」という物質が減っています。

◎〝田んぼ理論〟で脳の中をイメージしましょう。

第2章

第1ステップ〝冬〟

［うつ病を治す編］

がんばってもできない。だから「諦める」

〈どんな時期?〉

〝冬〟はいろいろな症状が出て、最も苦痛の多い時期です。治療を始めた後でも、症状が和らぐどころか、もっと悪化していく患者さんもいます。「今が一番つらい」「どん底だ」と思っていたのに、まだまだ〝底〟があったということもあり、患者さんにとっては本当に苦しい時期です。

田んぼ理論でいうと、前述の通り、田んぼが荒れ果てて十分な稲を作れなくなっています。田んぼの半分は使い物にならず、かろうじて残っている稲も元気のない状態。深刻な米不足に陥って、自給自足ができなくなっているのです。危機的な状況に直面し、田んぼの持ち主はほとほと困っています。

これを脳の中の状態に置き換えると、多くの神経細胞が死んでしまい、セロトニンやノルアドレナリンなどの神経伝達物質も非常に少なくなっている状態です。脳の働きに必要な物質が絶対的に不足していますから、不安や緊張が高まったり、意欲や思考力が低下したり、疲れやすくなったりして、仕事や家事などの社会生活にも明らかな支障が出てきています。

ロードマップにあるように、抑うつ気分や興味の喪失、思考力の低下、疲労感の増大など、九つあるうつ症状のうち五項目以上に該当している状態です。患者さん本人も「このままつらい状態がずっと続くのではないだろうか」「本当に治るのだろうか」と、気持ちがネガティブになり、将来に対して悲観的になりがちです。

この頃、患者さんは心身のつらさと同時に、いろいろな不安や心配を訴えます。たとえば、三十歳のある女性患者さんは、「胃は大丈夫でしょうか?」「頭の働きが悪いのですが、どうしたらいいでしょうか?」「転職したほうがいいでしょうか?」「これからの人生、どうしたらいいでしょうか?」……などと、診察中に多岐にわたる質問をしてこられました。悩み事はたくさんあるのですが、しかし、次の診察時になると、そういった質問をしたことも覚えていないのです。このことはご本人も自覚していて、「先生に相談したことも、すぐに忘れてしまうんです」とのことでした。

このようなことは、この時期の患者さんにはよく見られるものです。

夫婦関係がうまくいかず、「夫と離婚したほうがいいでしょうか」と相談してこられる患者さんもいます。夫婦の問題が大きなストレスになっているので、とにかくそこから逃げたい、早く解決したいと考えているのですね。

しかし、そもそも医師はそのような相談を受けても、「離婚したほうがいい」とか、「離婚しないほうがいい」などとは軽々には絶対に言いません。患者さんが離婚をすると決めたら、その方向で心を支えますし、離婚をしないと決めたなら、そちらの方向で心を支えます。あくまで決めるのはご本人であり、医師はその決定に口をはさむことはできないのです。

ただし、こうは言います。

「今、決めたら絶対に後悔しますよ」と。

なぜなら、この時期には正しい判断ができないからです。

この時期の患者さんは、頭の中に次から次へと問題点や心配事が浮かんできて、不安になるし、焦るし、落ち込みます。けれども、思考力も、集中力も、記憶力も、根気も著しく低下していますから、はっきり言って問題解決能力がないのです。ロードマップにも書いていますが、〝冬〟の時期、患者さんの能力は元気なときの〇〜三〇％くらいにまで落ちています。ご本人の感覚ではもう少し多く、二〇〜五〇％くらいはあると思っているかもしれませんが、客観的に見るとだいたい三分の一以下です。ですので、相談したこともすぐに忘れます。集中して考えることもできません。そんな状態では、人生の重大事について正しく選択することも、解決することもできないのです。

だから、私はこの〝冬〟の時期の患者さんには、こうお伝えしています。「諦めてください。〝今の自分〟はできない、ダメだ、思った通りにはいかない。今はそういう時期だと思って、諦めてください」と。

諦めるというと、できない自分を情けなく思うなど、ネガティブに捉える人が多いかもしれません。しかし、「諦める」という言葉は、もともと仏教に由来していることをご存じでしょうか。仏教には「諦観《ていかん》」という言葉があり、これは真理を「あきらかに見る」という意味です。物事をあるがままに見て、受け止めるということですね。この

「あきらかに見る」が、現在の「諦める」につながっているわけです。

〝冬〟の時期には、どんなにがんばってもできないこと、無理にがんばると逆に裏目に出てしまうこと――そのことをあるがままに受け止め、休養中心で過ごすことが、この時期には最も重要です。それが「この時期は諦めてください」の真意です。

もちろん、いつまでも諦めろとは言いません。人生の重大事項については、症状が改善してくるころまで、しばらくペンディングしておけばいいのです。〝冬〟が過ぎ、〝春〟が過ぎて、〝初夏〟以降になれば、治療の効果がはっきりと出て、ちゃんと判断も選択もできるようになります。

〝冬〟がどんなにつらくても、正しい治療をきちんと続けていけば、ほとんどの人がよくなっていきます。うつ病は「よくなりうる病気」です。将来の見通しは決して暗くありません。この事実も、この時期の患者さんとご家族には必ずお伝えしていることです。

悲観的になりそうになったら、ぜひロードマップを見つめてください。〝冬〟の次には〝春〟が来ます。その先には〝初夏〟や〝夏〟が待っています。さらにその先は、ゴールの〝実りの秋〟です。そちらの方向に今、向かっているのです。

うつ病は「モノ」の病気

〈やるべき治療は?〉

つらい〝冬〟の時期にやるべきことは、たったの一つ。苦痛を取り除くことです。そして、その方法として最も有効なのが、薬による治療です。

患者さんやご家族の中には、「薬なんか、飲みたくない」「薬は怖い」などと、薬物治療に対して抵抗感を持っている方が多いのですが、それをそのまま聞き入れて薬を処方しないでいたら、回復への道のりはグンと険しくなります。

体調を整えたり、運動能力を上げたり、カウンセリングをしたりと、薬以外の治療法を一生懸命やったとしても、よくなるのに三年以上はかかるでしょう。しかも、能力の低下した状態が長期間続きますから、その間は仕事も家事も十分にできないのです。

その点、薬による治療なら、個人差はありますが一年半から二年くらいで治ります。薬を飲み始めて二～四カ月くらいすると、「ああ、前よりよくなってきている」という実感も得られます。

うつ病を治すのに、薬は絶対に必要です。

なぜなら、うつ病は脳内の物質の異常によって起こる「モノの病気」だからです。「モノの病気」は、モノ（物質）によって治療するのが最も効果的です。つまり、薬という物質で治すということですね。

うつ病というと、「心の病気」とか、「心の問題」などと考えられがちですが、それは違うと私は考えています。もちろん、「心の風邪」なんかでもありません。うつ病は「モノの病気」であり、さらに言えば「体の病気」だというのが私の考えです。

たとえば、糖尿病なら血液中に糖が増えすぎた状態ですし、脂質異常症なら悪玉コレステロールが過剰になった状態です。つまり、これらは糖やコレステロールという「モノ」に異常が生じている「体の病気」です。

うつ病も同じです。患者さんの脳の中ではセロトニンやノルアドレナリン、ドーパミンという神経伝達物質が非常に少なくなっていて、その状態がうつ状態を生み出しています。だから、その不足を薬で補ってあげないといけないのです。

もちろん、薬で脳の中の状態をいきなり変えるなんてことはありませんから、安心してください。患者さんの意思に基づき、許容できる範囲内のスピードで、やんわりと変えていくのです。

うつ病が「モノの病気」であり、「体の病気」であることを唱えているのは、なにも私だけではありません。実は、今から遡《さかのぼ》ること二五〇〇年ほど前、かのヒポクラテスも、うつ病は体の病気、つまりはモノの異常から起こる病気だと考えていました。

ヒポクラテスといえば古代ギリシアの医師で、「医学の父」とか「医聖」などと呼ばれている偉人ですから、ご存じの方も多いでしょう。

彼は、人間の体は血液、粘液、黄胆汁、黒胆汁の四種類の体液で構成されており、その調和が崩れたときに病気になると考えました。そして、この中の黒胆汁が増えすぎると「憂うつ質」になると考えたのです。この憂うつ質こそが、今で言う、うつ病です。

黒胆汁というのは文字通り、黒い胆汁のことで、体の中に実際に存在する物質です。この物質が過剰になることで、憂うつが起こるというのですね。

ちなみに、黒胆汁も憂うつ質も、古代ギリシアでは「メランコリア（melancholia）」と呼ばれていました。憂うつを意味する英語の「メランコリー（melancholy）」は、まさにここから来ています。

話を戻しますが、うつ病の治療に薬は必須です。特に〝冬〟の時期は、脳内の〝モノ不足〟が最もひどい状態ですから、まずは足りないものを早く補ってあげないといけません。

神経伝達物質の欠乏は、放置していたら絶対に治りません。休養を取るだけでも治りません。カウンセリングを受けても治りません。薬でしか治せないのです。

田んぼ理論でいうと、薬は荒れた田んぼを蘇らせてくれる〝応援団〟です。田んぼの土を整え、水を引き、稲を植えてくれる頼もしい助っ人です。この応援団の投入によって、荒れた田んぼが蘇り、稲が育ち、米ができていくのです。この〝稲〟や〝米〟に相当するのが、神経伝達物質のセロトニンやノルアドレナリン、ドーパミンです。応援団は田んぼの修復に取りかかるだけでなく、不足分の〝米〟も持参してくれますから、当面の米不足もしのげます。応援団の力を借りない手はありません。

〝冬〟の時期は、とにかく薬を飲んで苦痛を取り除くこと。応援団と共に田んぼの修復に取りかかること。これが、うつ病治療ステップ1の鉄則です。

神経伝達物質の働きとは

うつ病の薬について紹介する前に、セロトニンやノルアドレナリンなどの神経伝達物質が脳の中でどのように働いているかを先に説明しておきましょう。大まかな働きを頭に入れておくと、薬がなぜ効くかが理解しやすくなります。

脳の中で情報のやり取りをしているのが、ニューロンと呼ばれる神経細胞です。私たちの思考や記憶、喜怒哀楽などの感情はすべて、この神経細胞と神経細胞との情報伝達によって成立しています。

神経細胞の構造は、次ページのイラストにあるように、核のある「細胞体」と、他の細胞からの情報を受け取る「樹状突起《じゅじょうとっき》」、他の細胞に情報を伝える「軸索《じくさく》」の主に三つの部分から成り立っています。

情報は、神経細胞から神経細胞へとリレーをするように即座に伝達されます。別の細胞から樹状突起に伝えられた情報は、電気信号として細胞体を経て軸索を通り、次の細胞の樹状突起へと伝わっていきます。あたかも神経細胞同士が手をつなぐようにして、情報が次々に伝達されていくのですね。

ただし、軸索の末端と次の細胞の樹状突起との間はつながっておらず、電子顕微鏡でしか見えない、わずかな隙間《すきま》が空いています。この隙間のことを「シナプス」といいます。そして、このシナプスで情報伝達の役割を果たしているのが、セロトニンやノルアドレナリンなどの神経伝達物質なのです。

神経細胞内で情報は電気信号によって伝えられますが、このシナプスでは神経伝達物質という化学物質が伝達の役割を担っています。うつ病は脳内の「モノ」の異常によっ

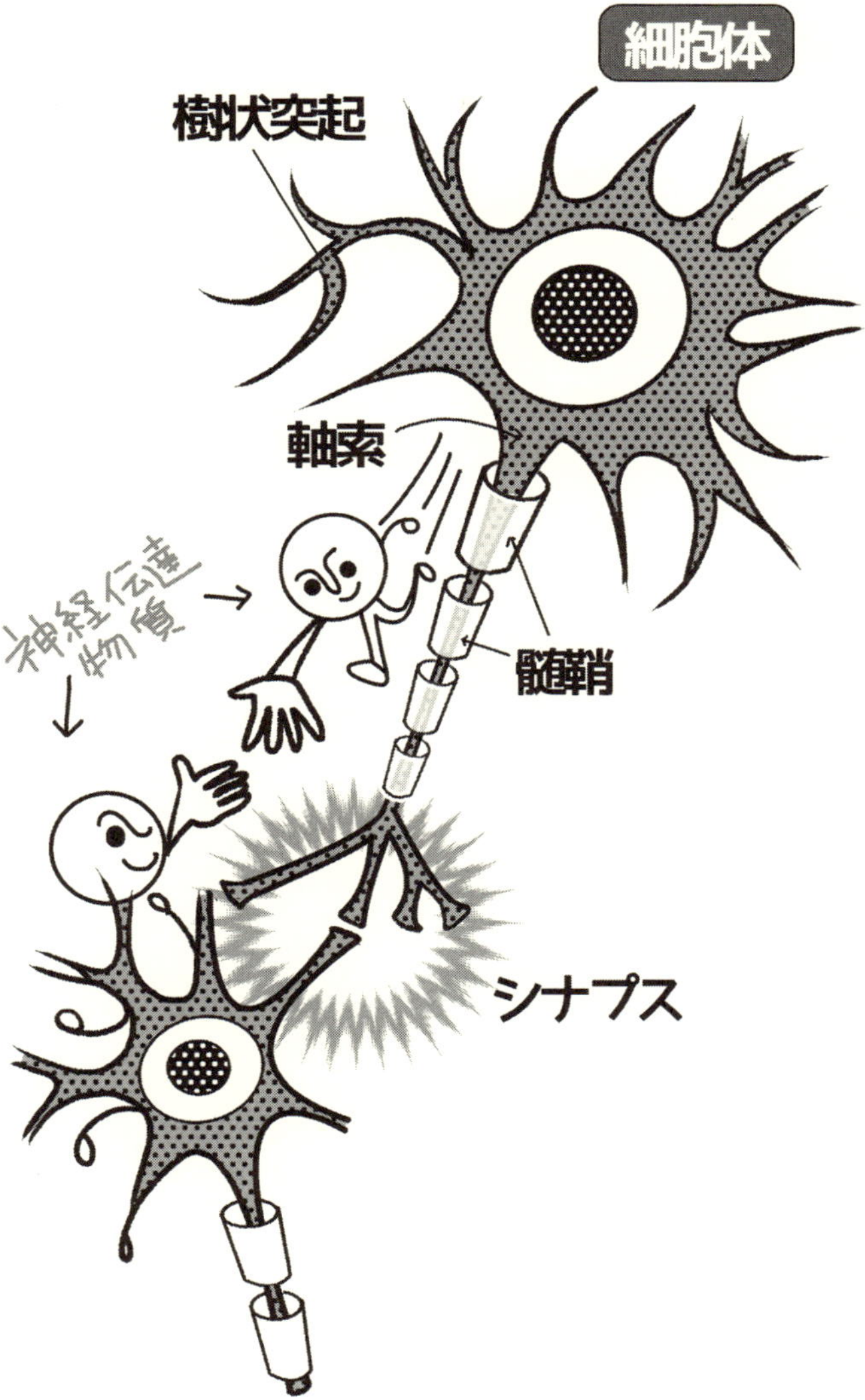
細胞体
樹状突起
軸索
神経伝達物質
髄鞘
シナプス

て起こる病気だと前述しましたが、それはまさに、このシナプスにおける物質の異常を指しているのです。

セロトニンやノルアドレナリンなどの神経伝達物質は、アミノ酸を材料にして細胞体で作られています。作られた神経伝達物質は軸索の末端まで運ばれて、シナプスで放出されます。それを受け取る次の細胞には、セロトニンならセロトニン専用の、ノルアドレナリンならノルアドレナリン専用のレセプター（受容器）があり、それぞれ専用のレセプターにキャッチされて情報が伝わるわけです。

セロトニンが伝われば、不安な気持ちが解消されて安心感が得られますし、ノルアドレナリンが伝われば、「よしやるぞ」といった気力や意欲が湧いてくるわけです。

情報のやり取りには、さらにもうワンステップあります。神経伝達物質はシナプスでの情報伝達の役目を果たすと、余った分が元の神経細胞に取り込まれ、回収されるのです。いわばリサイクルですね。

このように、神経細胞においては神経伝達物質を「作る」「放出する」「回収する」という三ステップが常に繰り返されています。このメカニズムが正常に機能していれば、神経伝達物質も一定量に保たれ、問題は生じません。

うつ病は、セロトニンやノルアドレナリンなどの神経伝達物質の減少によって起こりますが、この「減少」とはシナプスでの減少を指しています。次の神経細胞に情報を伝える最前線のシナプスで、神経伝達物質が足りなくなっていることが、うつ病発症の原因になっているのです。治療で用いる抗うつ薬もまた、このシナプスで働きます。

薬で苦痛を取り除く

治療で用いる薬の主役は、抗うつ薬です。

抗うつ薬には、足りなくなった神経伝達物質のセロトニンやノルアドレナリン、ドーパミンを増やす作用があります。また、神経細胞が新しく生まれてくるのを促し、半死半生状態で働けなくなっている神経細胞を蘇らせる働きがあることもわかっています。

抗うつ薬を飲み始めると、多くの人は八〜十六週、つまり二〜四カ月くらいで「自分が治っている」という実感を得られるものです。早い人だと、飲んだ初日から「効いているのがわかる」ということもあります。ただし、効果はあっても、服用後八週以内で十分に動けるようになるところまで回復することはまずありません。ロードマップにもあるように、抗うつ薬は継続して飲むことが重要です。

最初の八週間は、薬の効果があるかどうかを確認する時期です。仮に効果が出なかったとしても、簡単に薬は変えず、同じ薬の用量を増やすなどして経過を見ます。そして八週目の段階で、薬の見直しを行います。最初の薬で効果がないと判定したら、理論的に正しいと思われる別の薬に変えるようにします。

〈代表的な抗うつ薬〉

抗うつ薬にはいろいろなタイプがありますが、現在よく使われている代表が、「**選択的セロトニン再取り込み阻害薬**（**SSRI**）」と「**セロトニン・ノルアドレナリン再取り込み阻害薬**（**SNRI**）」です。これらは「**新規抗うつ薬**」と呼ばれるカテゴリーのもので、日本ではSSRIは一九九九年から、SNRIは二〇〇〇年から処方薬として使えるようになりました。これらの薬が登場したことで、うつ病は本当によく治るようになりました。

抗うつ薬の名前は、患者さんにとっては商品名のほうが馴染みがあるかもしれませんね。たとえば**SSRI**には「**パキシル**」「**ジェイゾロフト**」「**レクサプロ**」などがあります。**SNRI**には「**サインバルタ**」「**トレドミン**」などがあります。

これらの薬は、脳内にあるセロトニンやノルアドレナリンが神経細胞に再び取り込まれるのを邪魔することで、結果的にセロトニンやノルアドレナリンの量を増やそうとするものです。

前項の「神経伝達物質の働きとは」の中で、神経細胞からシナプスに放出された神経伝達物質は、情報伝達の役目を終えると神経細胞に回収されると説明しました。この回収、つまり再取り込みを阻害するのが、ＳＳＲＩやＳＮＲＩです。シナプスでは、ただでさえセロトニンやノルアドレナリンが足りなくなっているのですから、「回収しないでくれ！」「ここに残しておいてくれ！」とばかりにストップをかけるわけです。

ＳＳＲＩはセロトニンの再取り込みを邪魔することで、シナプスにおけるセロトニンの量を増やします。ＳＮＲＩはセロトニンとノルアドレナリンの再取り込みを妨げることで、シナプスにおけるセロトニンとノルアドレナリンの量を増やします。これらの抗うつ薬を飲み続けることで、セロトニンやノルアドレナリンが徐々に増えていき、それに伴って、うつ病の症状が改善されていくのです。

ＳＳＲＩとＳＮＲＩのどちらを処方するかは、患者さんの症状をよく診て判断します。一般に、不安や緊張、焦燥、恐怖などが強い、食欲や性欲が低下しているといった患者さんにはＳＳＲＩを処方します。一方、意欲や興味、集中力が低下して、疲れやすく、性格的にどちらかというとおとなしいタイプの人にはＳＮＲＩを処方することが多いものです。

57ページで三十歳の女性患者さんの話をご紹介しましたが、この患者さんにはＳＳＲＩを処方しました。患者さんの一番の苦痛は、思い出したくもないのに過去の嫌な体験が頭に浮かんでくることでした。そのたびに気持ちが落ち込み、涙が出てきます。「こんな自分が生きていけるのかと不安になる」と、診察中にも泣きながら話していました。

そこでＳＳＲＩを処方したところ、二週間後には薬の効果が出て、少しリラックスしてきたようでした。そして三週目以降は、嫌な思い出が勝手に頭に浮かんでくる「想起症状」がだんだんと減っていきました。最初の頃は、毎日毎日、時間にすると週に十六時間くらい想起症状に引きずられて苦しい思いをしていたのですが、それが次第に減っていき、四カ月後には週に一～二日、合計で三十分ほど思い出す程度にまで改善しました。もちろん、ご本人の苦痛も和らいでいきました。

〈その他の抗うつ薬〉

ＳＳＲＩやＳＮＲＩ以外にも、抗うつ薬はあります。比較的よく使うのは、**「ノルアドレナリン作動性・特異的セロトニン作動性抗うつ薬（ＮａＳＳＡ＝ナッサ）」**や**「三環系抗うつ薬（ＴＣＡ）」**です。

ＮａＳＳＡも新規抗うつ薬の一つです。日本では二〇〇九年から使われるようになった比較的新しい薬です。抗うつ効果がマイルドで、強い副作用もありません。眠くなる作用がありますから、よく眠れないという患者さんに処方します。

◉わが国で使用可能な主な抗うつ薬

グループ名		一般名	商品名
三環系	第一世代	イミプラミン	トフラニール
	第二世代	アモキサピン	アモキサン
四環系		ミアンセリン	テトラミド
その他		トラゾドン	レスリン、デジレル
		スルピリド	ドグマチール
SSRI		パロキセチン	パキシル
		セルトラリン	ジェイゾロフト
		エスシタロプラム	レクサプロ
SNRI		ミルナシプラン	トレドミン
		デュロキセチン	サインバルタ
NaSSA		ミルタザピン	レメロン、リフレックス

（筆者作成）

SSRI：選択的セロトニン再取り込み阻害薬
SNRI：セロトニン・ノルアドレナリン再取り込み阻害薬
NaSSA：ノルアドレナリン作動性・特異的セロトニン作動性抗うつ薬

◉心の症状には、神経伝達物質の不足が関与している

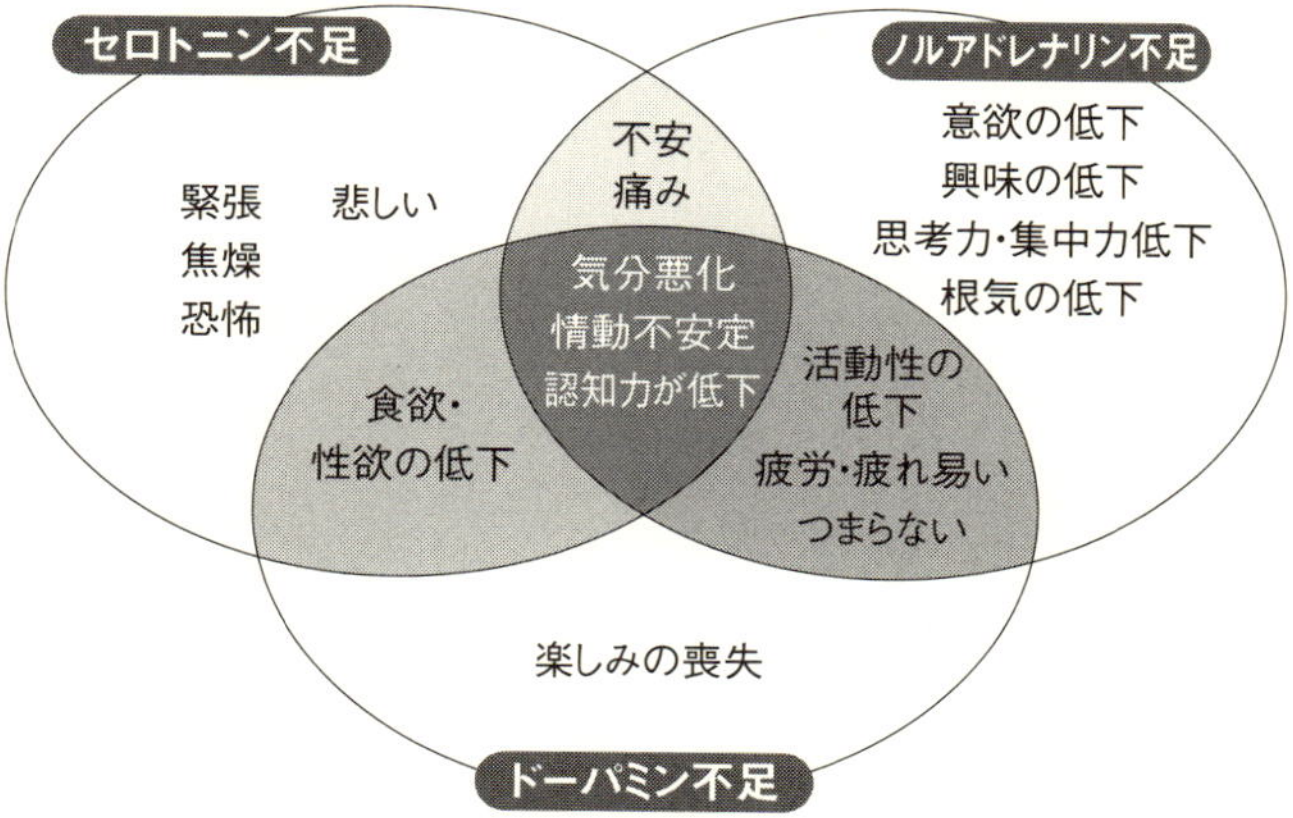

Leonard, B. E. et al.: Differential Effects of Antidepressants, 1999, pp. 81-90, Martin Dunitz Ltd, London, 改変

一方、三環系抗うつ薬は最も古くから使われているもので、効果が強く、かつ早いのが特長です。不安や緊張が非常に強いとか、不穏で落ち着かないとか、苦しくてたまらないなど、症状が強く、すぐに改善しなくてはならないような場合に処方します。効果が強いぶん、副作用も強いですから、対象を見極めて慎重に使います。

〈副作用〉

抗うつ薬の副作用は、薬を飲んでその日のうちに現れることもありますが、ほとんどの場合は薬を飲み始めて一〜二週間で現れ、その後はおさまってくるものです。副作用は一時的なものですから、さほど心配することはありません。

副作用の中身は薬の種類によって異なりますが、**SSRIやSNRIの場合、よく見られるのは吐き気です。**セロトニンは脳だけでなく、もともと胃や腸にも存在している物質です。SSRIとSNRIを飲むと、胃や腸でもセロトニンが増加し、その結果、胃腸の動きが悪くなってムカムカしてくるのです。ですから、SSRIやSNRIを処方する際は、吐き気止めの薬も一緒に出すようにしています。通常は一〜二日ほどで、

◉抗うつ薬の主な副作用

一般名	主な副作用	
	胃腸症状（はきけ）	体重増加
SSRI	たくさんある	なし
SNRI	たくさんある	なし
NaSSA	なし	とても太る
5-HT2A遮断薬	ある	太る
TCA	なし	太る

吐き気はおさまるものです。長くても一カ月くらいでおさまります。

もう一つ、特に女性の患者さんが気にするのが、**体重増加**です。**NaSSAや三環系抗うつ薬を飲んでいると、太ってくることが多い**のです。ただし、これは副作用というより、〝主作用〟だとも言えます。うつ病になって食欲が低下していたのが、薬を服用することで調子がよくなり、食欲が出てきたということなのです。食べる量が増えれば、体重も増加します。副作用というより、むしろ元気になっている証拠と受け止めていただきたいと思います。

〈抗うつ薬以外の薬〉

●妄想がある場合

重症のうつ病の場合は、妄想を伴うことがあります。妄想というのは、事実ではないのに「事実だ」とほぼ思い込んでいること、あるいは事実であることを「事実ではないのではないか？」と疑って警戒しすぎている状態のことです。

たとえば、「夫（あるいは妻）が浮気をしているのではないか」「本当は友人に嫌われているのではないか」「職場の同僚が自分の足を引っ張ろうとしているのではないか」……といった内容ですね。いろいろと考えすぎて、妄想に発展していることが多いものです。

患者さんの心身の苦痛が和らいで、安心して何でも話せるようになるのを気長に待ってから、妄想の有無を確認します。妄想には、神経伝達物質のドーパミンが関係しています。もし妄想があると判断された場合は、抗うつ薬に加え、ドーパミンの働きを整える薬も処方します。

●眠れない場合

〝冬〟の時期には、睡眠薬もよく使います。

うつ病の患者さんは、不安を抱えた状態で医療機関を受診します。みんな、とても不安です。しかし、しっかり寝ると、その不安が和らぐのです。運動をして疲れ切って眠るのも、睡眠薬を使って眠るのも、不安が取れるということでは変わりありません。たくさん寝ること自体に、一種の治療効果があるということです。

ですから、よく眠れないという患者さんには、積極的に睡眠薬を出します。よく処方するのは、**「マイスリー」「レンドルミン」「サイレース」「ルネスタ」**などです。

医師の責任が九割以上

薬を長期間飲むことを怖がる患者さんは多いですが、薬は必要な時期に、必要な期間だけ飲み続けるものです。抗うつ薬も、睡眠薬も、その他の薬も、必要な時期に必要な量だけ飲んで、回復してきたら減量します。そして、最終的にはすべて飲むのをやめます。

ロードマップを今一度、見てください。〝冬〟に飲み始めた薬は、〝春〟の終わり頃から少しずつ減らしていき、〝実りの秋〟には全員が薬から卒業します。

ちゃんと飲むから、ちゃんと卒業できるのです。ちゃんと飲まないと悪化したり、再発したりしますから、結局、薬を飲む期間が延びます。つまり、ちゃんと飲むと服用期間が最短コースで済むということです。それは最短コースでうつ病を治すことにもつながります。

薬による治療が中心になる〝冬〟の時期は、医師の責任が九割以上だと私は考えています。医師が患者さんのことをどれだけ正しく診断し、どれだけ正しく薬を処方するか、あるいは処方しないのか。患者さんのこの時期の回復は、九割以上、それにかかっているからです。

うつ病の治療には、医師の責任が大きい時期と、患者さんの責任が大きい時期があります。医師の責任が大きいのが、まさにこの〝冬〟の時期です。医師が診断と治療（薬の処方）を間違えたら、患者さんがよくなることはありません。この時期の回復は、ほとんどが医師の責任なのです。

ですから、患者さんは「治す」というより、「治してもらう」という気持ちで、この時期の治療を受けるといいでしょう。うつ病治療は、百年近くにわたる西洋医学の蓄積の上に成り立っています。その医学の営みや成果を信頼して身を委ねたほうが、治療はうまくいきます。

ただし、〝冬〟が終わって〝春〟以降になれば、医師よりも患者さんの責任のほうが大きくなってきます。ロードマップにあるように、〝春〟には「歩く」という治療が始まります。続いて「心理療法」も始まります。この段階になると、治療の成否の半分は患者さんにかかってきます。

コラム 三割負担の医療費が一割に！

「自立支援医療制度」を知っていますか？

うつ病の治療は年単位に及びますから、医療費もばかになりません。そこで知っておきたいのが、うつ病などで継続的に通院治療をしている人の医療費を減免する「自立支援医療制度」です。この制度を利用すると、公的医療保険で三割負担の医療費が、一割負担に軽減されます（負担上限額は所得に応じて変わります）。対象となる病気は、うつ病の他にも躁うつ病、統合失調症、PTSD（心的外傷後ストレス障害）、パニック障害などがあります。手続きは、今住んでいる市町村の自立支援医療制度担当課に医師の診断書を提出して申請します。認められると「自立支援医療受給者証」が交付されます。まずは、かかっている医療機関、もしくは市町村の担当課や精神保健福祉センターに問い合わせてみましょう。

「がんばれ」と「期待」は封印する

〈家族の対応は？〉

〝冬〟は最も苦痛の多い時期で、患者さんはがんばろうと思ってもがんばれません。何か問題を抱えていても、解決能力がありません。この時期は、いろいろなことを諦めて、休養をとりつつ、薬で苦痛を取り除いていきます――。そういう時期だと先に述べました。

ご家族の方も、このことを肝に銘じて患者さんに接してほしいと思います。

うつ病の人には「がんばれ」と言ってはいけないとよく言われますが、それがまさにこの時期です。がんばりたくてもできない患者さんにとって、「がんばれ」という言葉はあまりに酷なのです。

ご家族だけでなく、恋人や友人、職場の上司、同僚の方も同様です。この時期は「がんばれ」を封印し、患者さんへの「期待」を捨ててあげてほしいと思います。本来、患者さんが持っている能力についても、この時期だけは諦めてあげてください。

また、「がんばれ」以外にも、家族が患者さんを追い詰める例はいくつもあります。たとえば、「お前が悪いから、病気になったんだ」と責め立てたり、患者さん本人の本音も聞かずに「○○が原因で病気になった」と勝手な推論をしたり、「とにかく早く治しなさい」と急《せ》かしたり、「こうしなさい、ああしなさい」とアドバイスをしたり……。このような家族の対応は、患者さんをさらに苦しめ、回復の邪魔をするだけですから、やめたほうが賢明です。

また、「うつ病になるのは、精神がたるんでいるからだ」などの精神論も論外です。親自身が強い人たちに見られがちな発言ですが、的はずれにも程があります。脳の中のモノが足らなくなっているからうつ病なのであり、「精神を鍛えろ」というのは暴論以外の何物でもありません。「今すぐ一億円を空中から引っ張り出せ」と言っているのと同じくらい非現実的なのです。

ご家族にはこの時期、身内の方が「うつ病になった」という事実をありのままに受け止め、ご本人が何でも話せるような雰囲気づくりをしてあげてほしいと思います。親切心からアドバイスをしても、聞き入れる心の余裕、実行する心の余裕はない時期ですから、アドバイスは厳禁だと思ってください。そして、ご本人が話すことに熱心に耳を傾けてあげてください。うつ病とはどんな病気なのか、一緒に勉強をしてあげてください。

また多忙でも、なんとか時間をやりくりして、診察に同伴してほしいと願います。医師の説明や意向を聞き、本人が医師に質問できないことがあれば、代わりに聞いてあげてください。家族として気づいた点があれば、それを医師に伝えてもらえると助かります。家族からの話は、患者さんを理解する上で重要な情報となるからです。

この時期は、見守り、寄り添う気持ちで、どうぞ病気になった家族を支えてあげてください。焦らず、深刻になりすぎず、「ゆっくり、楽しく」をモットーに。ご家族の力は大きいのです。

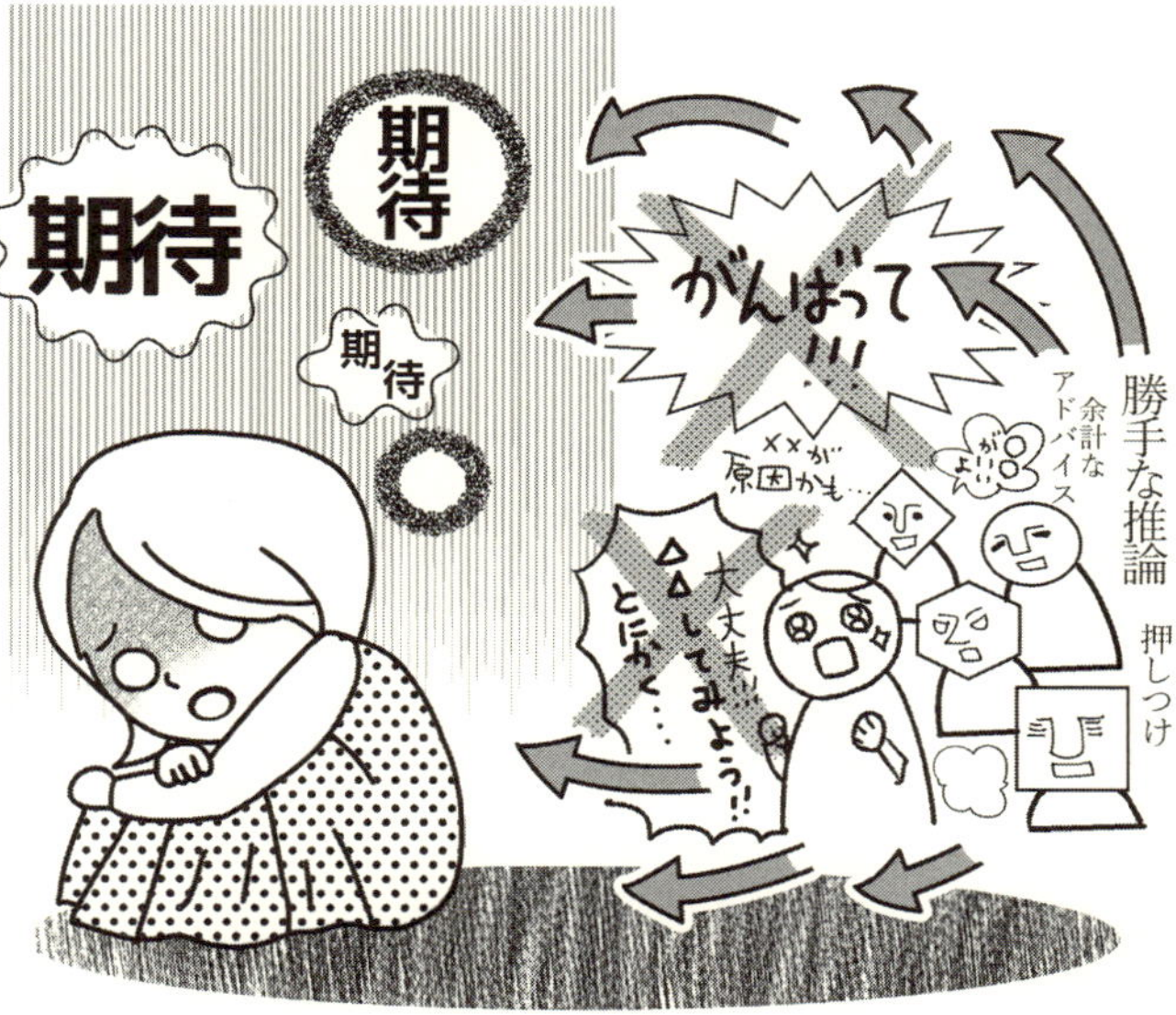

なお、前章（32ページ）で少し述べた、統合失調症の診断には、患者さん本人が自覚していない異常について客観的意見が必要な場合があります。ご家族が同伴して、できるだけ症状をすべて医師に伝えていただくことは、この上なく大事です。同伴できない場合は、ご家族からの意見をお手紙でいただけるなどするのも、ありがたいことです。患者さん本人やご家族の責任は、ともかく症状を全部医師に伝えること。それが、この時期にはとても必要です。

第2章のまとめ

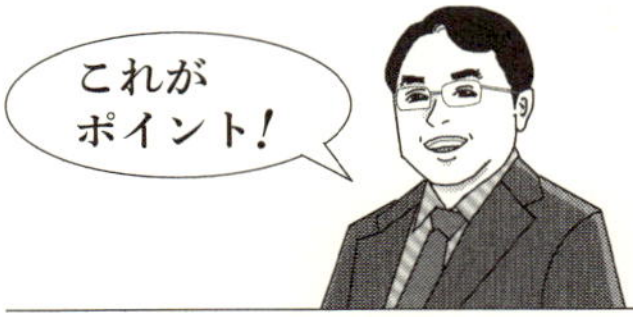

◎この時期は「諦める」ことが肝心。

◎うつ病は「モノの病気」であり、「体の病気」です。

◎薬による治療が中心になります。

◎抗うつ薬には、SSRIやSNRIなどがあります。

◎二〜四カ月で薬の効果を実感できます。

◎眠れないときは睡眠薬を使います。

◎通院治療の医療費を少なくする制度があります。

◎この時期は「治す」より「治してもらう」気持ちで。

◎「がんばれ」はNG。家族は極力、診察に同伴を。

第3章

第2ステップ〝春〟

［うつ病を治す編］

「三寒四温」で、よくなったり悪くなったり

〈どんな時期？〉

薬による治療を四カ月ほど続けると、次にステップ2の〝春〟がやってきます。個人差はありますが、この時期はだいたい四カ月くらい続きます。

〝春〟は〝冬〟に始めた薬の効果が現れてくるときです。「よく眠れるようになりました」「朝、ちゃんと布団から出られるようになりました」など、患者さん本人からも改善の声を聞けるようになります。

〝冬〟には五項目以上あったうつ症状も一～四項目に減り、多くの患者さんが症状の改善を感じ始めます。なかにはそれに気づいていない患者さんもいますが、「よく眠れるようになりましたか？」「食欲は出てきましたか？」「本を読めるようになりましたか？」などと、個別の症状について一つずつ聞いてみると、どの症状も以前よりよくなってきていることがわかります。気づいていない患者さんには、快方に向かっていること

とを自覚してもらうことも重要です。

このような改善に伴って、〝冬〟の時期にはできなかった仕事や家事も「少しはできる」、「たまにはできる」ようになります。自分の能力に対する感覚も、〝冬〟は元気なときの二〇～五〇％程度に落ちていましたが、この頃には四〇～七〇％ほどに上がっています。医師が客観的に見るともう少し低いのですが、それでも三〇～六五％くらいにまで上がり、〝冬〟よりは確実に能力の上昇が認められます。

患者さん本人の気持ちも、〝冬〟には「本当に治るのだろうか」と先行きの不安が大きかったのが、「このままよくなっていけそう」「もしかしたら治るかも」と、明るい見通しを持てるようになっています。

まさに春の訪れです。日照時間が少しずつ長くなり、日差しも暖かくなって、草木が芽吹く季節です。寒く、暗く、つらかった冬とは、さよならです。

ただ、春の気候は不安定です。特に冬から春先にかけては、三寒四温という言葉があるように寒い日と暖かい日が交互にやってきます。春本番となってからも、寒の戻りや花冷えに身震いすることもあります。満開の桜を散らすような春の嵐もあります。

患者さんも、この気候のように調子のよい時期と悪い時期を繰り返します。症状が悪化すると、「やっぱり治らないのか……」と悲観的になったり、将来への不安が強くなったりしがちです。よかったり悪かったりの波があるのが、この時期の特徴です。

田んぼ理論でいうと、この時期は田んぼの修復にせっせと精を出しているときです。薬を継続的に飲んでいることで、〝冬〟よりも助っ人の数が増えています。こうして荒れた田んぼが減って、新たに耕した場所には苗も植えられています。稲が実るのはまだ先ですが、それに向けた土台作りが着々と進んでいるのです。

これを脳の中の状態に置き換えると、神経細胞の修復が始まり、神経伝達物質のセロトニンやノルアドレナリン、ドーパミンがちょっとずつ増えてきている状態です。とはいえ、まだまだ始まったばかり。神経細胞の多くは死んだままで、再生するところまではいっていません。神経伝達物質も元気なときに比べるとまだ少ない状態です。

寒さが緩む春は、誰しもほっこりします。患者さんにとっても、この時期はつらい〝冬〟を乗り越えて、「ホッとできる」時期です。症状にはまだ波があり、不安定な時期ではありますが、全体的に見れば、揺れながらも回復の方向に進んでいることは確かです。

「薬」＋「生活習慣の修正」＋「運動」を

〈やるべき治療は？〉

この時期も、抗うつ薬の服用を継続します。

ただし、これまでと同じ薬を同じ量飲み続けるか、薬を変更するかなどを必ず再検討します。そのためにも、医師は患者さんの状態をしっかり把握しておく必要がありま す。たとえば、最初にどんな症状があって、今はどんな症状がなくなったのか。改善はしたものの、まだ残っている症状があるとするなら、それは何か。新たに出てきた症状はあるのか……。これらを総合的に判断して、薬を微調整するわけです。

そして、薬による治療に加え、この時期には大きく二つのことを新たに始めます。

「生活習慣の修正」と「運動」です。

生活習慣というのは、朝起きてから夜寝るまでの過ごし方のことです。うつ病の患者さんでは、昼夜逆転の生活リズムや長すぎる昼寝など、生活習慣に問題のある人がとても多いのです。うつ病を治すには、これを修正することが絶対に必要です。

また、生活習慣とも大いに関係するのが、運動です。うつ病になると体を動かすのも億劫ですから、患者さんは日頃から運動らしい運動をしていません。しかし、運動にはうつ病をよくする〝治療効果〟があることが、いろいろな報告から明らかになっています。私自身の治療経験からも、運動はうつ病の回復と社会復帰を強力に後押しすることが確かめられています。症状が改善してきた〝春〟こそ、その運動をスタートさせるよい時期です。

生活習慣を見直したり、運動をしたりするには、患者さんの「がんばり」が必要です。〝冬〟はがんばろうにも「がんばれない時期」でしたから、薬による治療が中心でした。周囲も「がんばれ」と言ってはいけない時期でした。

しかし、〝春〟になると状況は変わります。〝春〟は「がんばらないといけない時期」です。患者さん自身ががんばって生活習慣を正したり、運動をしたりして、うつ病の治療に積極的に取り組んでいく必要があるのです。周囲の人にも、そのがんばりを支援してあげてほしい時期です。

〝春〟はがんばる――。逆に言うと、そのようながんばりができるところまで改善したということです。

生活習慣の見直しと運動の他にも、この時期にはもう一つ、始めるべき治療があります。それは、**なぜうつ病になってしまったのか、その原因を考え始める**ことです。

人によっては働きすぎだったり、仕事の失敗だったり、パワハラだったり、夫婦の問題だったり、失恋だったり……と、原因はいろいろあるでしょう。

自分自身の内側を見つめて、うつ病の背後にある原因を解き明かしていく作業を始めるのです。複雑な背景があるようなら、カウンセリングも始めます。

田んぼ理論でいえば、なぜ田んぼが荒れたのか、その原因を究明するということです。日照りが続いて荒れたのか、稲が害虫にやられたのか、はたまた収穫した米を食べすぎて供給が間に合わなくなったのか……。荒れた原因にもいろいろあります。

ただし、この時期はまだ「始める」段階で、本格的に取り組むのは次の〝初夏〟以降です。〝初夏〟と〝夏〟は、自分自身の内側と向き合う「心理療法」が治療の中心となります。これについては第4章で詳しくご説明します。

体温やホルモンも乱れる

〝春〟から新たに始めることは、「生活習慣の修正」と「運動」です。

まずは生活習慣についてですが、そもそも生活習慣が乱れると、なぜよくないのでしょうか。

うつ病の患者さんは、一般に生活リズムが夜型に傾き、朝が苦手です。この本を読んでいる方にも、思い当たる人が多いのではないでしょうか。

実は、うつ病の患者さんでは、体温やホルモン分泌が健康な人とは異なった状態になっていることがわかっています。そして、そのような体の変化と密接な関係にあるのが、生活習慣なのです。

私たちの体には、地球の自転に合わせて約二十四時間周期で変動する生体リズムが備わっています。このリズムに基づいて、睡眠や覚醒、体温、ホルモン分泌、血圧などが一定の変動を繰り返しているのですね。これを**「サーカディアンリズム」**といいます。

たとえば、体温は夜眠っているときに低く、活動する日中から夕方に高くなるのが普通です。次ページのグラフを見てください。これは専門家向けの教科書から引用させてもらったものですが、健康な人の場合は夕方六時頃に最も高くなり、深夜から朝の六時頃にかけて最も低くなっています。一番高いときと一番低いときを比べると、〇・八度ほどの体温差があるのです。風邪を引いているわけでもないのに、毎日、このくらいの幅で体温（平熱）は動いているということです。

それが、うつ病の患者さんになるとどうでしょうか。グラフを見ると、全体的に体温のメリハリが小さいことがわかります。最も高いときと最も低いときの体温差も明らかに小さく、健康な人の半分程度になっています。つまり、うつ病になると、朝でも昼でも夜でも体温があまり変わらないという体に変わっているのです。

◉うつ病ではサーカディアンリズムが変化する

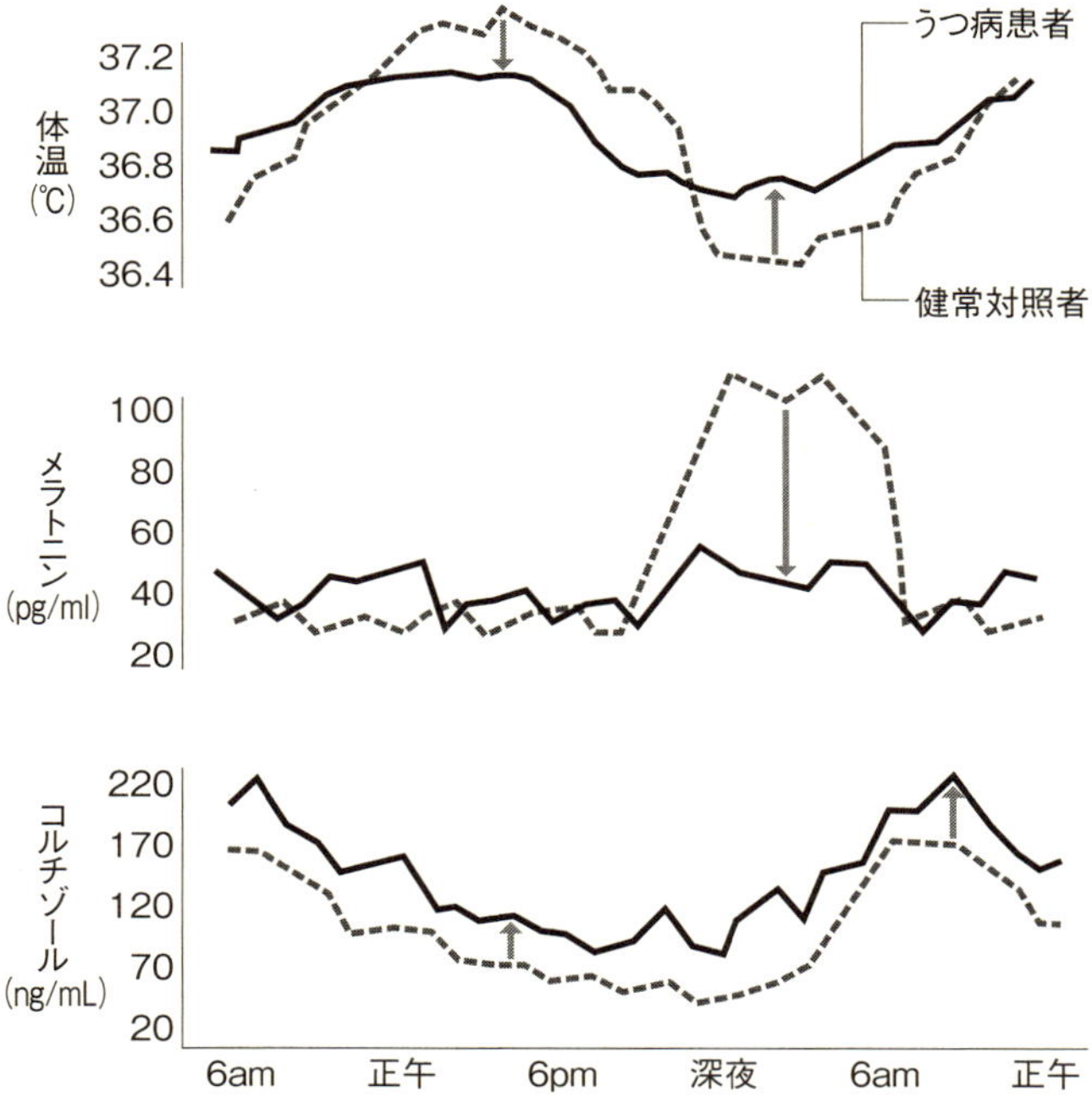

出典:『ストール精神薬理学エセンシャルズ第4版』(メディカル・サイエンス・インターナショナル)

昼間に体温があまり上がらないと、頭も体もしゃきっとせず、なかなか活動モードになれません。夜は体温がグーッと下がることで眠りに落ちていきますが、体温があまり下がらないとなると、寝つきが悪くなったり、睡眠が浅くなったりします。体温の変化は、睡眠や日中の活動に大きな影響を及ぼすわけです。

また、ホルモン分泌にも変化が生じています。たとえば「メラトニン」は脳の松果体《しょうかたい》というところから出るホルモンで、夜になると分泌量が増えて、睡眠を促します。健康な人の場合、午後六時過ぎくらいから深夜に向けて分泌量がグーッと増加しています。ところが、うつ病の患者さんではほとんど増えていません。昼も夜もほぼ同じです。睡眠を促すメラトニンが夜になっても増えてくれないので、ここでもまた寝つきが悪いなどの睡眠トラブルが生じてしまうのです。

もう一つ、「コルチゾール」は副腎皮質から分泌されるホルモンですが、うつ病の患者さんでは健康な人よりも全体的に分泌量が増えています。このホルモンは、ストレスを受けるとその状態に対応しようとして分泌量が多くなるため、〝ストレスホルモン〟などとも呼ばれています。うつ病の患者さんは常にストレスを感じていますから、コルチゾールの分泌量が増えてしまうのですね。長期間、コルチゾールが多い状態が続くと、脳のある部分の神経細胞が萎縮《いしゅく》してしまうことがわかっています。

体温やホルモンにこういった変化が起こるため、うつ病の患者さんでは睡眠と覚醒のリズムが後ろにズレがちです。夜なかなか眠れないので、朝起きるのがつらくなり、寝坊をしてしまいます。日中も強い眠気が出てくるため、つい昼寝をしてしまい、それがさらに夜間の睡眠を妨げる……という悪循環に陥りやすくなるのです。

うつ病になるとサーカディアンリズムが乱れ、体にはすでにこんな変化が起こっています。まさに、うつ病は体の病気です。

逆方向から見ると、こんなことも言えます。

抑うつや不安などの症状がなくても、体にこのような変化が起こっている人は、「うつ病のメカニズム」がもう始まっています。いわば、うつ病になる準備が整った状態ですから、いつうつ病になってもおかしくありません。

生活のリズムが夜型になっている、昼夜逆転の生活を送っている、昼間に体をあまり動かしていない、家の中にこもりぎみ、慢性的なストレスを抱えている……。そんな生活を続けている人は、うつ病の入り口に近づいていますから、要注意です。生活習慣の乱れがうつ病を招くというわけで、**うつ病は「生活習慣病」の一つである**と言っても過言ではありません。

うつ病になるとサーカディアンリズムがおかしくなって、生活習慣が乱れます。そして、その生活習慣の乱れが、うつ病をさらに悪化させます。また一方で、生活習慣が乱れるとサーカディアンリズムがおかしくなり、うつ病になりやすくなります。鶏が先か、卵が先かに似ていますが、どちらもアリです。

要は、生活習慣がいかに重要かということ。よくない生活習慣を改めれば、サーカディアンリズムも正常な状態に戻っていきます。生活習慣の修正は、薬の治療と同様、うつ病治療の必須科目です。

長い昼寝をやめる！

では、具体的にどんな生活習慣を正すべきでしょうか。

第一は、**「昼寝をやめること」**です。うつ病の患者さんの中には、昼寝をしている人がたくさんいます。前述したように、サーカディアンリズムが乱れているため、日中に眠くなりやすいのです。一度寝ると、二時間くらい寝てしまう人もいます。

しかし、昼間にたっぷり寝てしまうと、何が起こるでしょうか。当然、夜に眠れなくなります。実際、そのために睡眠薬を使っている人も多いのです。

二十五分以上の昼寝は、うつ病の回復を妨げる「よくない習慣」の代表です。特に今後の社会復帰のことを考えると、必ず克服しておかなければなりません。仕事に戻ったら、寝たいときに寝るというわけにはいきません。眠気で仕事に支障が出ても困ります。だから、昼寝をしなくても済むような体にしておく必要があるのです。

では、どうやって昼寝をやめたらいいでしょうか。

私は患者さんに**「外に出ること」**をお勧めしています。眠気に襲われたら、とにかく外に出るのです。外気に当たったり、歩いたりしていたら、眠気も吹き飛びます。それに外に出ると人の目もありますし、歩きながら寝ることはできませんから、昼寝予防にはもってこいなのです。いつも食後に眠くなるようなら、先手を打って、食事が終わったらさっさと外に出ていくのも、よい方法です。苦しければ、たとえ十分でもいいから、歩くことです。

「用事もないのに外出するなんて」と思う人もいるかもしれませんが、用があろうとなかろうと関係ありません。外出自体に昼寝を予防するという立派な目的があるのです。もっと言えば、これも治療の一つなのです。

それでも、どうしても眠い、外出どころじゃない……という場合は、二十五分以内の短い昼寝にとどめてください。それ以上長くなると睡眠が深くなり、起きた後に眠気を引きずって、頭がぼんやりします。もちろん、夜の寝つきも悪くなります。横になると長く寝てしまいますから、ソファなどに座ったままで寝るのがいいでしょう。二十五分後にアラームをセットしておくことも忘れずに。なお、夕方以降の仮眠は、たとえ短い時間でも夜の睡眠に悪影響を及ぼしますから、NGです。

規則正しい睡眠リズムを

睡眠は毎日、七～八時間はとるようにしましょう。治すためには、六時間以上は寝ないと、治りが遅くなります。睡眠不足はもちろんダメですが、寝すぎもよくありません。十時間以上寝ると、頭がぼーっとしますし、頭痛などの体調不良の原因にもなります。ですから、〝春〟の時期は、九時間以下の睡眠を最初は目指しておいてください。

夜寝る時間と、朝起きる時間を一定にすることも非常に重要です。好きな時間に寝て、好きな時間に起きるというのでは、サーカディアンリズムがますます乱れてしまいます。もし決めた時間に眠くならないようなら、睡眠薬を使ってでも寝るようにします。「この時間には寝ることになっている」と、体に覚えさせるのです。

寝る前には、あれこれ考えないことも大事です。特に自分自身が出てくるストーリーを考えるのは、禁物です。うつ病になると、自分のことをあまりよく思えないですから、どうしても話の内容が暗くなります。すると不安感が強くなったり、緊張したりして眠れなくなってしまいます。

ただし、「今日は調子がいいな～というときの自分」や「うつ病が治ったときの自分」、「将来、なりたいと思う自分」なら、登場させてもＯＫです。思いっきり楽観的な自分をイメージするようにしてください。

寝る前は、頭の中を空っぽにするのがベストですが、それは難しいでしょうから、とにかく心が暗くならないことを考えるようにします。好きな漫画や映画、テレビ番組、小説などの内容でもいいですし、アイドルや可愛い動物、きれいな景色、美味しい料理のことでもかまいません。頭の中が「お花畑状態」のままで眠るのが一番よいのです。私もそうしています。ぜひトライしてみてください。

長い昼寝をやめると、夜の寝つきが改善し、睡眠薬がいらなくなる人もいます。また、日中に体をよく動かすと、夜になって自然な眠気が訪れます。誰でも経験したことがあると思いますが、運動をした日は寝つきもいいし、ぐっすり眠れるものです。ジムに通ったり、スポーツをしたりするのもいいですが、この時期の患者さんにはそれはまだちょっとハードルが高いでしょう。

そこで私は、患者さんに「**歩くこと**」をお勧めしています。実は、運動は睡眠リズムを整えるだけでなく、体力をつけたり、気分をよくしたり、うつ病自体を回復させたりする効果もあるのです。これについてはこの後、詳しくご説明します。

朝も決まった時間に起きることが大切です。アラームを設定して、寝過ごさないようにしましょう。起きる時間が遅くなると、夜の寝つきに影響します。部屋が暗いと目が覚めにくいですから、日光が入るようにカーテンを少し開けた状態にしておくのも一法です。

そして起きたら、太陽の光をしっかりと浴びてください。光を浴びることで体が覚醒します。目に入ってきた光は網膜を通って、脳にある「視交叉《しこうさ》上核《じょうかく》（ＳＣＮ）」という体内時計の中枢に入り、さらに「松果体」という場所に届きます。松果体は、眠りを促すメラトニンを作っている場所ですが、光の信号を感知するとその分泌にストップがかかるのです。この結果、眠気がとれて、体が覚醒するわけです。

また日に当たると、脳ではセロトニンが作られます。セロトニンは前述した通り、神経細胞の情報伝達に欠かせない神経伝達物質ですが、同時にメラトニンの材料にもなっています。つまり、日中にたくさん日を浴びてセロトニンを作っておけば、メラトニンもしっかり作られて、夜の眠りがよくなるということなのです。朝、日光を浴びて約十五時間後からメラトニンの分泌が増え始めると言われています。

朝に限らず、昼間もできるだけ日に当たるように心がけてください。屋外に出るのも

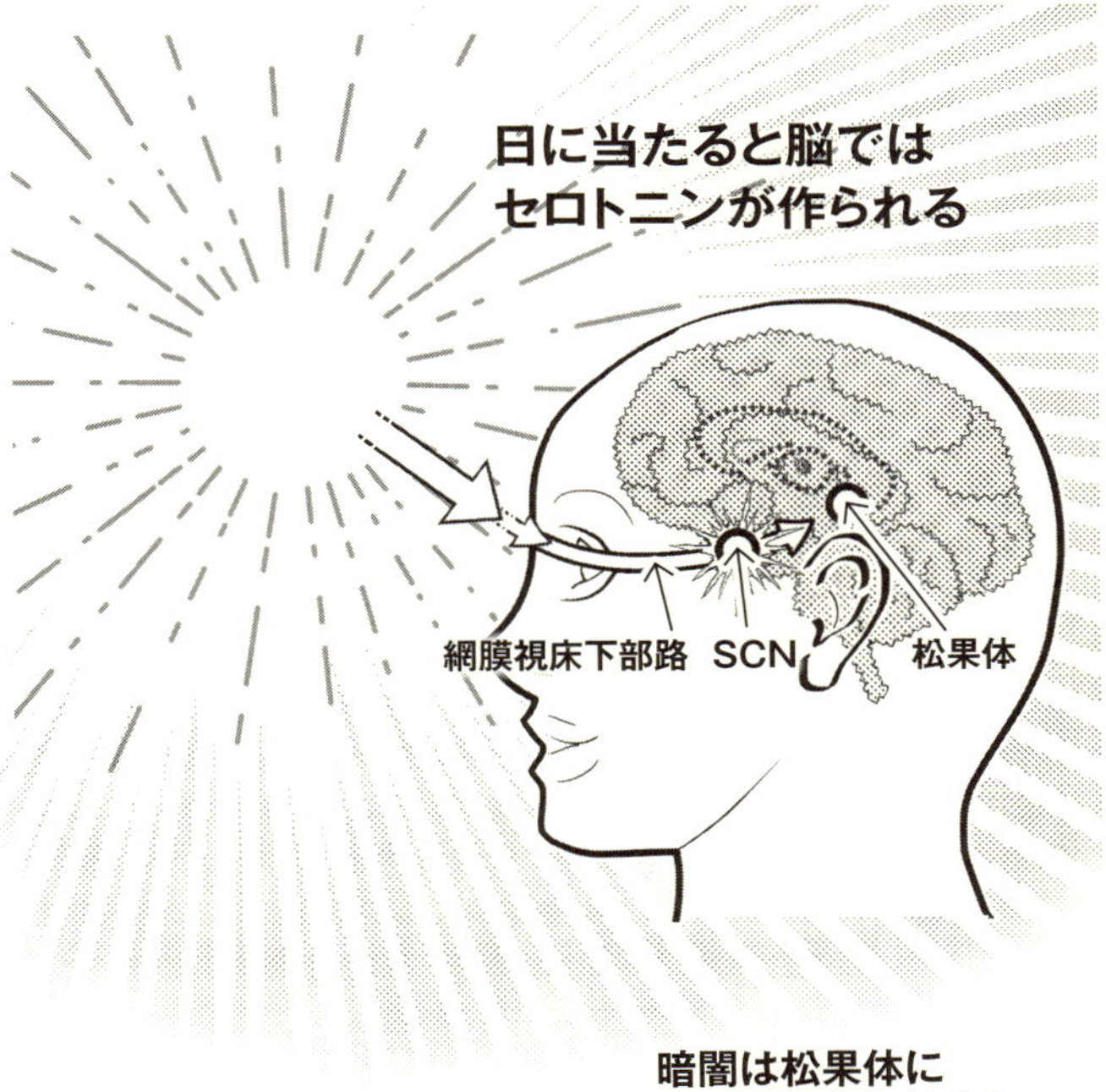
日に当たると脳では
セロトニンが作られる
網膜視床下部路
SCN
松果体

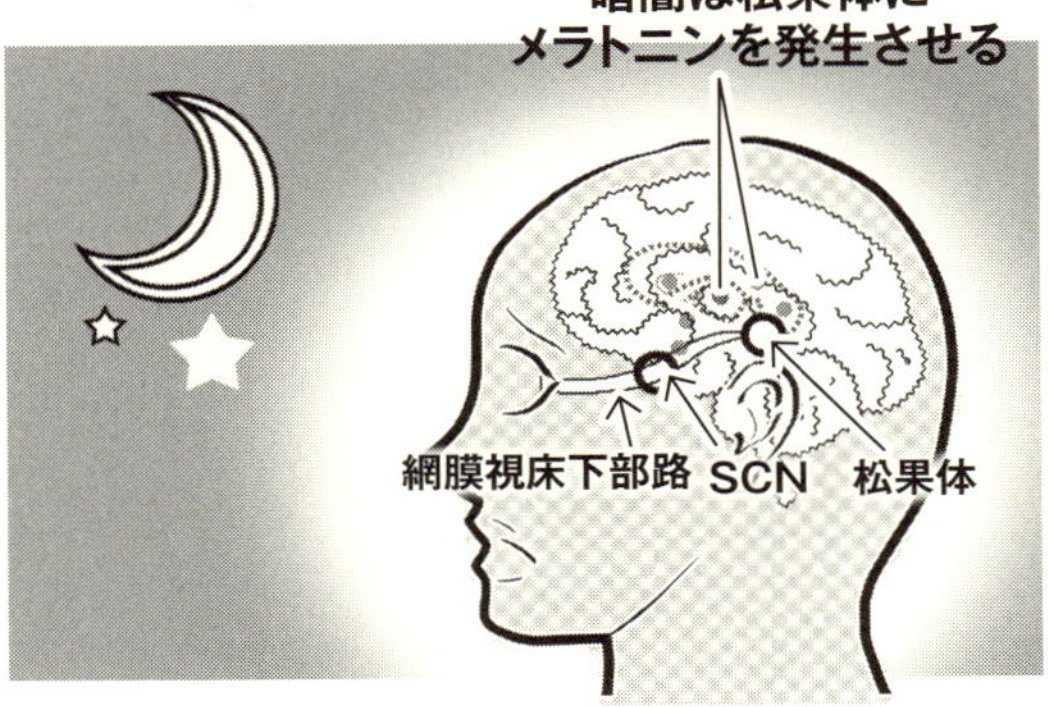
暗闇は松果体に
メラトニンを発生させる
網膜視床下部路
SCN
松果体

いいですし、自宅にいるなら日光が入る明るい部屋で過ごすようにしましょう。光を味方につけるのです。

反対に、夜はなるべく強い光を浴びないようにします。夜遅くまでパソコンやスマホの画面を見ていると、メラトニンの分泌が抑えられ、自然な眠気が妨げられます。

睡眠のリズムが整うと、決まった時間に自然と眠くなり、朝も決まった時間に自然と目が覚めるようになります。サーカディアンリズムが正常化してきた証拠です。そして、それは同時に、うつ病が改善してきたことの一つの目安でもあるのです。

運動はうつ病に効く！

運動は、うつ病によく効きます。実際、患者さんが運動を始めると、薬の量がどんどん減っていきます。運動には、薬にも匹敵するような治療効果があるのです。

私は、〝春〟の段階に入った患者さんには必ず運動をするように指導しています。運動の中身は基本的に何でもいいのですが、誰もができる最も簡単な方法で、かつ、お金もかからないということで、「歩くこと」をお勧めしています。

では、なぜ歩くことがそんなによいのか。まずは、私が歩くことに注目するようになったきっかけからお話ししたいと思います。

うつ病になると仕事を続けるのが難しくなりますから、多くの患者さんはしばらくの間、休職をして治療に専念し、症状が消えてから仕事に復帰することになります。ところが、復職はしたものの、二カ月くらいすると症状がぶり返し、また仕事に行けなくなってしまう人がいます。今から十年ほど前までは、私のところでも、そういう患者さんが何人もいました。

なぜ、そんなことになるのだろう……と原因を考えて、思い当たったのが「体力」でした。うつ病の症状はなくなったけれど、そもそも体力がないから仕事に復帰するのが難しいのではないか、と考えたのです。

そこで、復職がうまくいった人とうまくいかなかった人にはどんな違いがあるのか、患者さんの協力を得てアンケート調査をしてみました。

その結果、両者ではっきりと違いがあったのが、「歩数」でした。復職がちゃんとできている人は、男女を問わず、一日一万歩くらいは歩けていたのです。一方、復職がうまくいかなかった人は、一日八百歩とか、多くても五千歩程度。一週間の歩数を全部足しても、二万歩ほどしか歩いていませんでした。一週間に二万歩というのは、単純計算をすると一日三千歩にも満たないということです。

つまり、復職できない人は運動量自体が少ない、ということがわかったわけです。もっと言えば、「歩けるのに歩かない」のではなく、「歩きたくても、それ以上は歩けない」ということでした。要は、体力が十分ではないのです。

患者さんが社会復帰に失敗しないためには、うつ病が治るだけでは不十分で、日常的に通勤したり、朝から夕方まで仕事を続けたりすることができる体力も備わっていないといけない、という当たり前のことがようやくわかったわけです。

そこで、さらに調査をしてみました。今度は、私のところに通院していた五十人以上のうつ病の患者さんを対象に、「症状がよくなること」と「歩数」との間に関連があるかどうか、調べてみたのです。結果は、大いに関連ありでした。よく歩ける人ほど、うつ病の症状が軽くなっていたのです。

この驚くべき結果を見て、次に私はこう考えました。

よく歩ける人のほうが症状が軽くなるのであれば、よく歩くようにすれば症状も軽くなるのではないか、と——。逆転の発想をしてみたわけです。

そこでまた、何人かの患者さんの協力を得て、実際に歩いてもらいました。どのくらい歩けるようになると、どんな改善が見られるのか、詳しく調べてみたのです。

その結果わかったのは、**「一週間に五万歩以上歩けること」が改善の目安になる**ということでした。一週間に五万歩というのは、単純換算すると**一日に七千歩ちょっと**ということです。

そして、具体的にどんな改善が見られたかというと、**思考力の回復**でした。うつ病になると思考力が低下して、物事をじっくり考えたり、計算をしたり、記憶したりすることが苦手になるのは、前にも述べた通りです。

私は、そういった思考力の改善具合を見るのに、患者さんによく暗算や文章の暗記をしてもらいます。たとえば「23×7はいくつになりますか？」と聞いたり、短い文章を読み上げて、それをすぐに復唱してもらったりするのです。突然問題を出されるので、患者さんにはびっくりされますが、その時点での思考力を見るにはとてもよい方法なのです。

そこで調べた結果ですが、一週間に五万歩以上歩けるようになった患者さんは、そうでない患者さんに比べ、より短期間に暗算や暗記などの問題に答えられるようになっていました。思考力の改善がそれだけ早かったということです。

歩数の向上と思考力の改善は、仕事に復帰するための絶対条件です。私はこれらの結果から、「一週間に五万歩以上歩けるようになること」を職場復帰の目安にして、患者さんに運動指導をすることにしました。実際、そこまで歩けるようになった人は、復職に失敗することはまずないのです。

体が強くならないと、社会には戻れません。患者さんにはそう伝えて、がんばってもらっています。なお、「歩くこと」の効果は、躁うつ病の方でも見られます。

運動で〝脳の栄養〟が増える

運動をすることで抑うつ症状が軽くなった、思考力などの認知機能が向上したなど、うつ病に対する運動の有効性が、近年、数多く報告されています。なぜ運動によって、このような効果が生まれるのでしょうか。

その仕組みの一つとして注目されているのが、**「脳由来神経栄養因子（BDNF）」の増加**です。BDNFは脳の神経細胞の成長を促したり、いまある神経細胞を維持したり、新たな神経細胞を作ったりします。特に、海馬《かいば》や大脳皮質、大脳基底核など、記憶や思考、感情などにかかわる部位で活発に働いています。いわば〝脳の栄養〟ですね。

このBDNFは、うつ病になると減少することがわかっています。ところが、運動をすると確かに増えるのです。運動をした人としなかった人で血液中のBDNFの量を比較すると、運動をした人のほうが明らかに増えており、認知機能の回復も早かったという報告があります。運動をすると、人の脳においてBDNFが約三倍増えるという報告もあるほどです（＊）。

田んぼ理論でいうと、ＢＤＮＦは働き者の応援団のようなものです。荒れた田んぼに颯爽《さっそう》とやってきて、せっせと土を耕し、水を引いて、稲が育ちやすい環境を作ってくれます。同時に、新たな苗も植えてくれます。

こうして、炎症で壊れた神経細胞が再び息を吹き返し、また死んだ神経細胞の代わりに新たな神経細胞が生まれ、脳の修復が進むわけです。

このようなＢＤＮＦによる脳の修復は、もともと人体に備わっている自己治癒力の一つです。その自己治癒力を運動が引き出してくれるのですね。ただし、現時点では運動だけでうつ病が治るという研究報告は見当たらないようです。「薬物療法と運動」、あるいは「薬物療法と認知行動療法と運動」といった組み合わせで、治療効果が高まるという報告がほとんどです。なお、抗うつ薬にもＢＤＮＦを増やす作用があることがわかっています。ＢＤＮＦを増やす作用があるからこそ、うつ病が治り、治療に終結が訪れるのです。

＊（注）Szuhany KL, et.al .(October 2014). *J Psychiatr Res* 60C: 56-64

最終目標は週に5万歩

では、運動療法はどう進めるか、具体的なやり方をご紹介しましょう。ここでは私が患者さんにお勧めしている**「歩くこと」のコツ**について説明します。

〈どのくらい歩く？〉

無理をせず、徐々に歩数を増やしていくことが重要です。これまで家の中にいることが多かった患者さんにとっては、外出自体が億劫かもしれません。まずは家を出て十分くらい自分のペースで歩き、そしてまた十分くらいかけて家に戻ってくるようにします。行先は公園でも、コンビニでも、駅でもどこでもＯＫです。

前述しましたが、昼寝をしてしまう人は、その時間帯に合わせて歩くようにしましょう。昼寝防止と運動が同時にできるので、一挙両得です。

最初は「何分、歩こう」「何歩、歩こう」といった目標は立てずに、一週間くらい毎日続けて歩いてみてください。そうすると、自分がどのくらい歩けるかが自然とわかります。その上で、一日の歩数を「もう百歩くらい増やそうか」とか、「五百歩増やそうか」とか、あるいは「今のままでもうしばらくいこう」などと決めればよいのです。

そうやって無理をせずマイペースで歩いていって、いずれ週に一万歩は歩けるようにします。一日に換算すると、千五百歩弱ですね。もちろん、日によって波はありますから、人と会った日は三千歩歩けたけれど、翌日は疲れて二百歩しか歩けなかったということもあります。最初は、それでいいのです。

しかし、一日の歩く量に波があると疲労回復に時間が取られて、効率が悪いですから、できれば毎日同じ程度歩けるように微調整していってください。ただし、せっかちは禁物。長い目で考えてください。三カ月くらいかけて少しずつ歩数を増やしていき、最終的には安全に復職ができる「週に五万歩」を目指します。

どのくらいの期間で、そこに到達できるかは、人によって様々です。もともと元気だったけれど、単に疲れ果ててうつ病になったというような人だと、歩き始めてから一カ月くらいで五万歩を歩けるようになることもあります。しかし、多くの人はもっとかかります。人は人、自分は自分です。焦らず、ゆっくりと自分のペースで五万歩を目指しましょう。

なお、歩数ではなく、歩く時間を目標にしてもかまいません。**男性の場合は、一日に合計二時間ほど歩く**ことを最終目標にします。二時間歩き続けることができれば、八キロくらいの距離になります。**女性の場合は、家事などでもよく動いていますから、九十分程度で十分です。**

「豆腐理論」でいこう

〈歩くときのコツや注意点は?〉

●がんばりすぎない

運動をがんばることは重要ですが、「がんばりすぎ」はいけません。

たとえば、「昨日は四千五百歩歩けた。今日は全然疲れていない。この調子だったら、七千歩いけそうだ」と考えて、つい無理をしてしまう。その結果、翌日はダウンして、ほとんど歩けなかった……。患者さんには、こういう失敗が結構多いのです。

がんばりすぎると、うつ病がぶり返す危険がありますから、要注意です。これでは、せっかく進んだ双六《すごろく》を振り出しに戻してしまうようなものです。かえって治療に時間がかかってしまいます。

大事なことは、焦らず、無理をせず、がんばりすぎないこと。四千五百歩歩いて全然疲れていなかったら、次に七千歩を目指すのではなく、プラス五百歩程度で我慢しておきます。いきなり増やすのではなく、ちょっとずつが大事なのです。

私はこれを「豆腐理論」と名付けています。どういうことかというと、豆腐を一丁買ってきて、丸ごと一丁食べる人はいませんよね（なかには例外的にいるかもしれませんが……）。普通は、一丁を小さなキューブ型に切って味噌汁に入れるとか、四分の一くらいに切って、冷ややっこや湯豆腐にするとか、そういう食べ方をするでしょう。そうやって豆腐をちょっとずつ食べるように、物事もちょっとずつ進めたほうが無理がないのです。

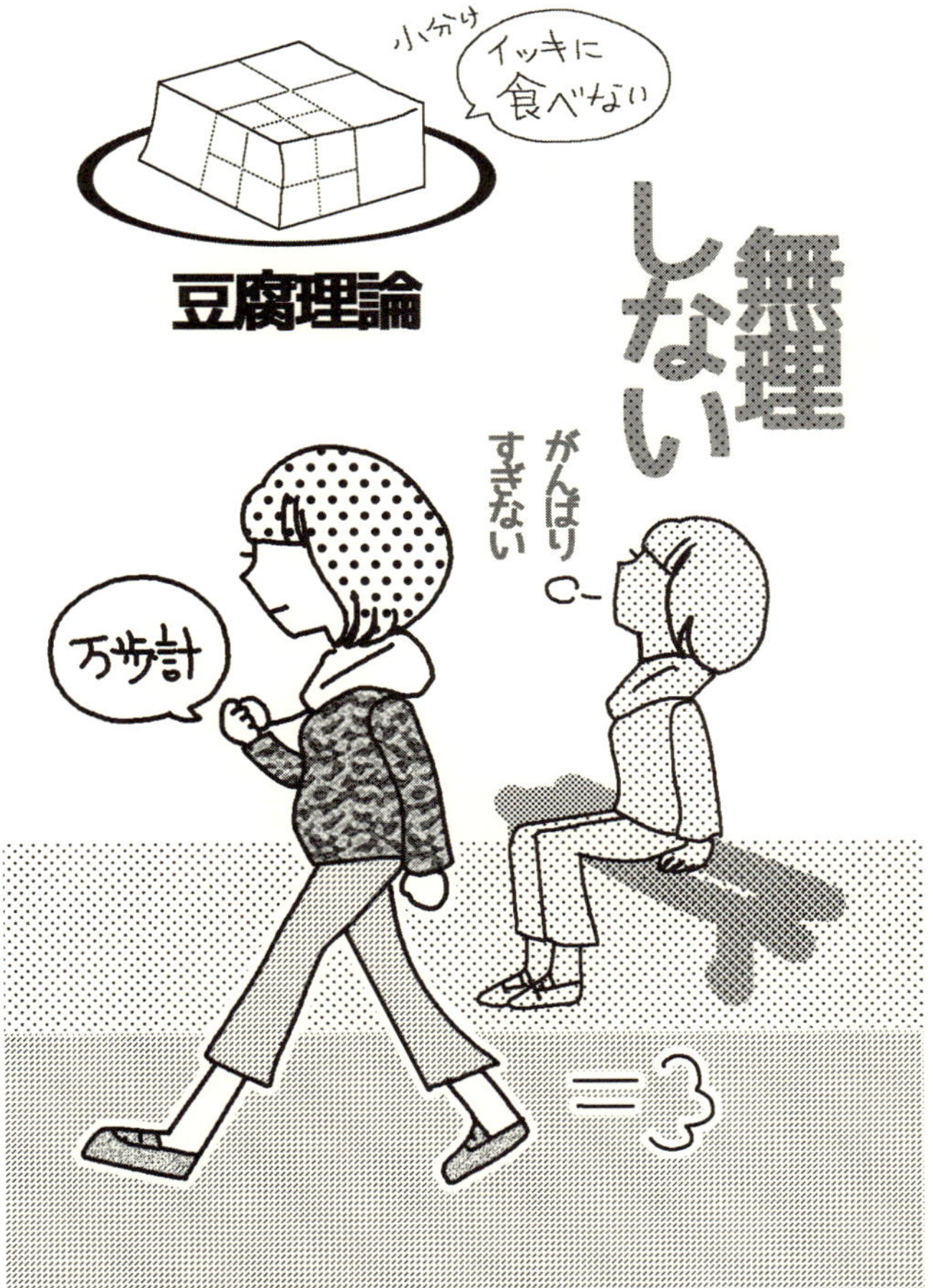
小分け
イッキに食べない
豆腐理論
無理しない
がんばりすぎない
万歩計

歩くことも同じです。調子のよいときにアクセルを踏まず、敢えて軽くブレーキをかけて、ゆっくりとちょっとずつ歩数を延ばすほうが、確実に目標に近づけます。

●自分のことを考えない

寝る前に自分が出てくるストーリーを考えるとどうしても思考が暗くなる、と先に書きました。これは歩くときも同じです。なるべく自分以外のものに関心を向けながら、歩くようにしましょう。

たとえば、街の看板の文字を追いながら歩く、将棋の三手先を考えながら歩く、あるいは鳥やセミの鳴き声を探しながら歩くのもいいでしょう。雑踏の中では、「聴こう」と意識を向けないと鳥の声も聞こえてこないものです。聴くことに意識を集中させると、頭の中のごちゃごちゃが少しスッキリしてくるはずです。

また、炎天下の真夏や北風が吹きつける真冬に外歩きをするのは大変です。そんなときは、デパートの中を下から上、上から下へと歩き回ったり、地下街を行ったり来たりしたり、電車の乗り降りをしたりするのもいいでしょう。デパートにはいろいろな品物が並んでいますから、見る対象には事欠きません。地下街や電車なら、たくさんの人がいますから、人物ウォッチングをしてみるのもいいでしょう。

頭の中から悩みや心配事を追い出せる、自分なりの方法を考えてみてください。自分ではなく、外部のことに焦点を合わせることが大事です。

●歩く以外の方法は？

歩くこと以外にも、体を動かす方法はあります。たとえば自転車を十分こぐと、十分歩いたのと同じ運動量になります。

女性の患者さんの中には、ホットヨガが好きな人が多いようです。実際にそれを続けて治った方もいました。ホットヨガは高温多湿の環境で、汗をかきながら行います。自宅なら、お風呂で行うといいでしょう。

女性の場合、一日九十分歩くことが一応の最終目標ですが、これを歩き三十分、自転車三十分、ホットヨガ三十分という組み合わせにしてもOKです。

また、掃除や片づけなどの家事も一生懸命にやれば、結構な運動量になります。外に出たくないなら、家事で体を動かすとか、家の中をぐるぐる歩き回るといった方法でもかまいません。実際、部屋の畳のヘリをぐるぐると回り続けて、歩数を稼いだ患者さんもいました。

●記録する

歩数計があれば、その日に何歩歩いたかがわかります。朝起きて服に着替えたら装着し、夜布団に入る前に外すようにします。そして、歩数計の数字をしばらく眺めてから、ノートなどに記録してください。さらに一週間の合計歩数も記入しましょう。

また、歩数以外のことも記録に残してほしいと思います。たとえば、何時に寝て、何時に起きたとか、雨が降ったとか、父親が久しぶりに帰ってきたとか、いやなことを思い出してつらくなった、とか……。詳しく書く必要はありませんが、その日に何があったのか、ざっくりでいいのでメモしておいてほしいのです。

記録は自分自身を客観視する材料になります。自分の症状や体調や考え方がなぜこうなったのか、その因果関係を知る材料になるのです。

ぜひ記録を残してください。そして、折に触れ、その記録を眺めるようにしてください。振り返ってみると、いろいろな発見があるはずです。

図書館に行く！

〝春〟の後半になると、三寒四温の状態もほぼ終わり、症状の波もかなり少なくなってきます。この段階になると、私は患者さんに**図書館へ行く**ことをお勧めしています。これも職場復帰のためのトレーニングなのです。

同じ本を読むにしても、家で読むのと図書館で読むのとでは大きな違いがあります。それは周囲に人がいるかどうか、ということです。図書館は公共の場ですから、周りには何人もの人がいます。人の目があります。家にいるときよりも、ずっと緊張感のある環境です。

そのような場所に身を置いて、本や新聞を読んだり、展示物を見たり、何かを書いたりして、とにかく時間を過ごします。偶然、隣の人と目が合ったとか、向こうにいる人がちらっと自分のことを見たとか、そういうことが起こっても、緊張したり動揺したりせずに、読書や作業に集中できるようにするのです。それが図書館通いの目的です。

今後、戻っていくことになる職場は、図書館よりもずっと緊張を強いられる環境です。怖い上司もいるでしょうし、同僚の目も常にあります。そういうストレスの多いなかでも、自分の能力をちゃんと発揮できるようになって初めて、復職は成功するのです。

図書館は基本的に無料ですから、通うには格好の場所です。歩いても疲れないくらいになってきたら、リハビリテーションのつもりで図書館通いを始めましょう。

図書館まで一時間歩き、図書館で二時間以上過ごし、また一時間かけて帰宅する——。これは通勤と職場での仕事の、まさにシミュレーションです。これができるようになったら、社会復帰の準備は完璧です。

大手の銀行などでは、六時間過ごすことを義務づけているところもあります。しかし、六時間というのは、健康な人でもつらいでしょうから、会社からの要請がそこまで

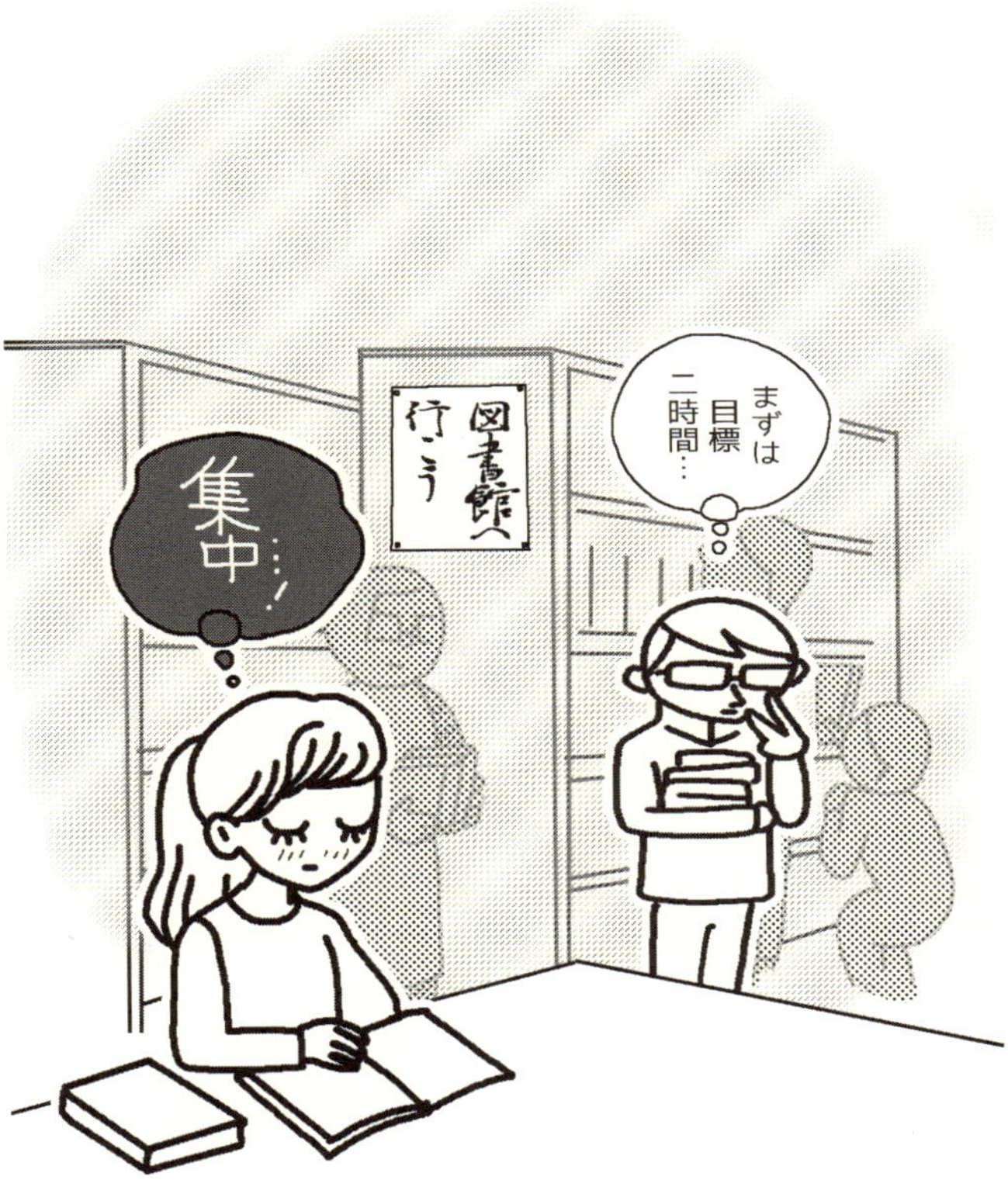
まずは目標二時間…
図書館へ行こう
集中…！

ない場合は、二時間図書館で集中できるかどうかを目安としてください。もちろん、体を使う仕事が中心の方は、図書館での滞在が二時間もいらない場合もあります。自分の立ち位置、状況に合わせて医師とご相談ください。

家族も一緒にがんばる

〈家族の対応は?〉

〝冬〟の時期は、「がんばれ」は禁句で、家族はひたすら見守ることに徹していましたが、〝春〟になると患者さんも少しはがんばれるようになります。ご家族には、そのがんばりを援助してあげてほしいと思います。

この頃になると、患者さんの表情や言動が少し変わってきます。たとえば、表情が柔らかくなったとか、テレビを見て笑うようになったとか、ご飯をおいしそうに食べているといった変化ですね。そういう変化に気づいたら、生活習慣を見直す手伝いをしてあげてください。

サーカディアンリズムを修正するには、夜は決まった時間に床に就《つ》いて、朝は決まった時間に布団から出ることが重要です。夜更《ふ》かしや朝寝坊をしそうなときは、「そろそろ寝る時間ですよ」「朝だから起きなさい」などと、時間の管理をしてあげてください。

そして、ぜひ昼寝の邪魔もしてください。昼寝をしそうになったら、外に連れ出して、できれば一緒に散歩をしてあげましょう。また、歩く練習が始まったら、時間の許す範囲でいいので付き合ってあげると、患者さんは大いに励まされます。「がんばれ」ではなく、「一緒にがんばろう」が大切なのです。

睡眠や運動は習慣化すれば、一人でも難なくできるようになりますが、そこに至るまでが一苦労です。その大変な時期に一緒にがんばってくれる家族は、患者さんにとって強力な援軍となります。

第3章のまとめ

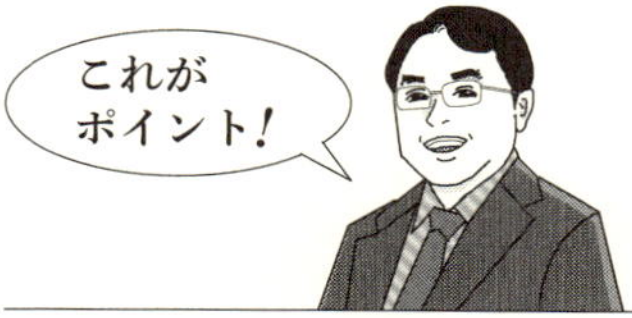

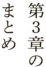

◎〝春〟は「少しはがんばらないといけない時期」です。

◎薬に加え、生活習慣の修正と運動を！

◎サーカディアンリズムが乱れると、体温やホルモンに異常が生じます。

◎長い昼寝は絶対にやめましょう。

◎決まった時間に寝て起きる習慣を。

◎歩くと、脳を修復するＢＤＮＦが増えます。

◎週に五万歩歩けるようになれば、社会復帰の準備よし。

◎家族は「がんばれ」ではなく、「一緒にがんばろう」で。

第4章

［うつ病を治す編］

第3ステップ〝初夏〟

第4ステップ〝夏〟

〝初夏〟は完治するかどうかの分岐点

〈どんな時期？〉

「歩くこと」を四カ月ほど続けると、次にやってくるのはステップ3の〝初夏〟です。薬による治療と運動による効果が現れて、とても調子がよくなります。〝春〟の不安定さがほぼなくなり、まさに風薫る初夏のような爽やかさです。うつ病の症状も〇〜二項目に減って、仕事や家事もほぼ問題なくできるようになります。患者さん自身も、「十分に回復した」「もう治ったような気がする」と思い始める時期です。

しかし、〝初夏〟には大きな〝落とし穴〟があることを忘れてはいけません。この時期は、うつ病の急性期が終わっただけで、まだ完全に治ったとはいえない段階です。**一番怖いのは、「もう大丈夫」と思って勝手に薬をやめたり、病院に来なくなったりすること**なのです。

五十代の主婦の患者さんも、この落とし穴にはまった一人でした。睡眠薬がいらなくなり、家族の食事もちゃんと作れるようになり、気分も爽やかに感じられる日が多くなりました。そこで「もう治った」と思い込み、自己判断で抗うつ薬を飲むのをやめてしまったのです。

服用をやめても当面は何の変化もなかったので、「やっぱり大丈夫」と思っていたそうですが、三カ月くらいすると、朝が憂うつになってきました。外出するのも億劫になって、自宅にこもるようになり、あれやこれやと過去のことを思い出す毎日が戻ってきました。再び、不安感が強くなり、家事もできなくなりました。そこで改めて診察を受け、抗うつ薬の服用を再開することになったのです。

この患者さんのように、〝初夏〟の時期に勝手に抗うつ薬をやめて、再び症状が悪化してしまうケースは少なくありません。多くの場合、服用をやめてから四カ月以内に症状がぶり返してきます。ですから「初夏の爽やかさ」に騙《だま》されてはいけないのです。

田んぼ理論でいうと、この時期は荒れた田んぼの修復が進んで、耕作面積が順調に増え、新たに植えた稲も着々と育っています。ただし、まだ荒れ田は残っており、完全復活にはもうしばらく時間が必要な時期なのです。

これを脳の中の状態に置き換えると、神経細胞は壊れて死んだものと新しく生まれてきたものが混在している状態です。セロトニンやノルアドレナリンなどの神経伝達物質もまだ不足したままです。「神経細胞が再建するには、髪の毛が生えるよりももっと長い時間がかかるのでしょう」と、患者さんには説明しています。爽やかに思えても、実はいまだに問題が続いているのが、〝初夏〟なのです。

患者さんの自分の能力に対する感覚は、この時期、七〇～一〇〇％にまで上昇し、前述の患者さんのように「もう大丈夫」と思う人が増えてきます。ただし、医師が客観的に見ると六五～七五％といったところで、能力に対する見方には依然としてギャップがあります。うつ病に対する患者さんの理解も十分とは言えず、それゆえに「治った」「もう治療は終わった」と誤解しやすいのです。

患者さんには、〝初夏〟とはそもそもそういう時期なのだと、肝に銘じておいてほしいと思います。

余談ですが、私は〝初夏〟の落とし穴について患者さんに理解してもらうために、こんなたとえ話をすることがあります。

地球は自転をしているし、太陽の周りを公転してもいる。もっと言えば、太陽系自体が銀河系とともに宇宙のどこかに向かって驀進《ばくしん》している。しかし、私たちは地球が動いていることすら実感できないし、ましてや宇宙のどこかに驀進しているなど、空想物語のようにしか思えない。それでも、地球は回っているし、驀進している……。

つまり、私たちの主観（地球が動いているとは思えない）と客観的真実（地球は回っている、驀進している）との間にはズレがあり、主観が必ずしも正しいとは言えないということです。

うつ病がもう治ったと主観的には感じられても、脳の中の状態はまだ元気なときの状態には戻っていないという客観的な真実があります。主観的には感じられなくても、そういう真実があることを理性を使って理解するしかないということなのです。

よくなった後も、しばらくは薬の服用が必要

日本うつ病学会がまとめた『うつ病治療ガイドライン』には、うつ病の治療における重要事項が記載されています。学術用語が多いので、やや難しく感じられるかもしれませんが、日本うつ病学会のホームページの中を探せば、どなたでも文書を見ることができますし、書店で購入することもできます。

このガイドラインには、うつ病の症状が完全になくなった寛解の後も、数カ月間（四〜七カ月）は、うつ病を寛解状態へと導いた薬を継続的に服用して良い状態を維持するように、と記載されています。

私の知る限り、世界八カ国で同様のガイドラインがあり、どこでも同じように、寛解後は良い状態を長く維持せよ、という内容が記載されています。これは、寛解後に薬の服用を継続すべきだということが、普遍的な科学的真実であるということを示しています。そうすることによって、やがては回復し、全く薬なしで健康に暮らせるようになる

ということなのです。

このようなことは専門家以外の方々にはほとんど知られていませんので、患者さんが抗うつ薬を勝手にやめてしまうのは、ある意味では当然のことかもしれません。しかし、前述した田んぼ理論を思い出してみてください。初めて寛解に到達した時期、つまり、初めてうつ病の症状が抜けた時期には、まだ脳には荒れ田がたくさん残っているのです。だから、用心して薬を飲み続けるほうがいいということなのです。このことをぜひ忘れないでください。

実際、患者さんが医師の意見をよそに、抗うつ薬を勝手にやめるという問題は、うつ病治療上、もしかしたら最も大きな問題かもしれません。なぜなら、うつ病の再発リスクを高めてしまうからです。そのため、「薬をいつやめるのか、いつ減らすのか」という問題に対しては、数多くの臨床研究が行われています。私は、国内のある大学教授から送っていただいた研究論文も参考にし、抗うつ薬はできるなら寛解後九カ月くらいは服用し続けたほうがいいと、現在は判断しています。

「薬を飲み続けてもいいのだろうか」という心配から、服用をやめてしまう患者さんは非常に多いです。特に、若い女性患者さんの親御さんは、「将来、妊娠出産する可能性を考えると、薬に依存するようになってしまったら困るので、治ったらすぐにやめないといけない」とおっしゃる方が多いのです。薬を飲まないほうがよいのは当然のことですが、やがてそういう日は来るのですから、もうしばらくの間、辛抱してください。

過去に精神科系の薬を使用した時期のある方が、将来、不幸な出産を経験することになる確率については、研究自体が少ないのですが、六十八個の研究論文を総括した報告によると、過去に薬を使っていたからといって、出産に悪影響が出るわけではないとのことでした。もっとも、服用中の出産妊娠は避けたほうがいいです。

ともあれ〝初夏〟まで来たら、薬をやめることになるまであと少しです。もう少しの辛抱です。

ということを強調したかったからなのです。

「治し切る！」と胸に刻む

〝春〟と〝夏〟の間にどうしてわざわざ一カ月程度の〝初夏〟という段階を設けたのかというと、それには二つの理由があります。

一つは前述したように、〝初夏〟の爽やかさに騙されないでもらいたいと考えたからです。そして、もう一つがより重要なのですが、**〝初夏〟は「意思決定」をすべき時期だ**ということを強調したかったからなのです。

意思決定というのは、「後戻りせずに、うつ病を治し切るんだ！」と胸に刻むことです。〝初夏〟は、今後、完治に向かうのか、悪化の方向に逆戻りしてしまうのかの、まさに岐路です。この分かれ道で一度歩みを止め、「自分はこれから、うつ病を治し切る方向に進む！」と決意を新たにしていただきたいのです。

さらに言えば、「うつ病になるような考え方や行動の仕方を根こそぎなくす！」「もう二度とうつ病にはならない！」「人間として成長する！」と、心の中で高らかに宣言してほしいのです。

意思決定をするというのは、言い方を換えると「選択をする」ということです。「自分は必ず治る」「完治する方向に進んでいく」という選択をして、そっちの方向に自ら進んでいくわけです。

これはたとえるなら、電車に乗ることと同じです。たとえば、東京から名古屋行きの電車に乗るとします。新幹線でいくのか、在来線の特急でいくのか、あるいは急行なのか、鈍行なのかは、人それぞれです。切符を買って電車に乗り込めば、時間の差はあれ、誰もが最終目的地の名古屋に着くことができます。もし途中で車両故障などの事故があって、予定の時間より遅れたとしても、ちゃんと到着はできます。

患者さんには、ぜひこの「電車に乗る」ことをイメージしていただきたいのです。「目的地に到着した自分」の姿、つまり「うつ病が完治した自分」「前よりも人間的に成長した自分」の姿を自在に思い描いてみるのです。そして、そのイメージを強く握って、離さないようにするのです。これもまた、「そういう自分になる道を選ぶ」という選択に他なりません。

〝初夏〟の時期には、このように主体的に、理性的に意思決定をするという作業を必ず行ってほしいと思います。

〝夏〟は自分の内側と向き合う「自己修正期」

〝夏〟は〝初夏〟よりももっと調子がよくなります。

症状はまったくないか、あっても該当するのは一～二項目で、程度も以前に比べると格段に軽くなっています。仕事や家事も問題なくできるようになり、患者さん本人も「やっていけそう」「もう大丈夫」という手応えを感じています。

ただし、〝初夏〟と同じで、まだ完全回復には至っていない寛解の状態です。〝夏〟の後にやってくる〝実りの秋〟になると完全回復となりますが、〝夏〟はその一歩手前の段階なのです。

田んぼ理論でいうと、修復作業の甲斐あって、田んぼの荒れた部分がやっと姿を消し、田んぼ全体に稲が植えられている状態です。これまでに植えた稲も、新しく植えた稲も、着々と大きくなっています。ただし、稲が実って収穫できるようになるまでには、もう少し時間がかかります。

これを脳の中の状態に置き換えると、破壊された神経細胞の代わりに新しい神経細胞が次々と生まれ、脳のダメージがかなり修復されてきている状態です。セロトニンやノルアドレナリンなどの神経伝達物質はまだ少し足りないですが、以前に比べると明らかに増えています。元気な頃の状態に戻るまで、あともうちょっとといったところです。

この頃になると、自分の能力に対する感覚は八〇～一〇〇％にまで上がっていますが、医師が客観的に見ると七五～九〇％程度で、まだ多少のギャップがあります。それでも以前に比べると、主観的評価と客観的評価がずいぶん近づいてきました。

結局、治ったようで、まだ完全に治り切っていないのが、この〝夏〟の段階です。では、その「治ったような状態」と「完全に治った状態」の差は何なのでしょうか。

それは「再燃」の危険性があるかどうか、です。再燃とは、よくなっていた病気が再び悪化し始めることです。予期せぬつらい出来事が起こったり、トラブルに見舞われたりすると、そのストレスに耐え切れず、うつ病がぶり返してしまう可能性があるのです。いわば、まだ地盤が固まっていない状態なのです。

そこで、この時期には、そういったストレスにさらされても負けない強さを育てることが、最も重要な課題となります。自分自身の内側と向かい合って、うつ病になった原因を探り、どうしたら今後うつ病にならずに済むか、人間として成長できるかを考えるのです。心の地固めをして、これまでよりも強い自分を作っていくわけです。いわば、自ら「田んぼを耕す」作業です。

そのため、治療では「心理療法」を本格的にスタートさせます。四~九カ月くらいは、みっちりと自身の内側と向かい合いましょう。〝夏〟は自分自身を見つめ、変えていく「自己修正期」なのです。

愚痴るだけの心理療法はダメ

〈やるべき治療は?〉

〝冬〟から始めた抗うつ薬の服用はすでに八カ月を超え、この頃になると薬を減量している患者さんが多くなっています。抗うつ薬は少しずつなら量を減らせますが、もうしばらくは服用を続けます。

また、〝春〟から始めた歩く運動療法も、この頃になると「一週間に五万歩」という目標をすでに達成している患者さんも多いと思います。目標を達成した後も、健康のため、爽快な気分になるための習慣として、日常的に暇があれば歩くことをお勧めしています。

このように〝夏〟には、薬物療法と運動療法の治療効果が十分に現れ、患者さんは回復の手ごたえを感じています。そういう段階に入ってから本格的に取り組むのが、**「心理療法」**です。

では、心理療法とはどういうものでしょうか。患者さんはいろいろなストレスを抱えていますから、それを存分に語ってもらうことでしょうか。医師や心理士に「うんうん」とうなずきながら聞いてもらうことでしょうか。

確かに、そういう部分もあってもよいと思いますが、それだけでうつ病が治ることはありません。愚痴を聞いてもらってストレスを発散すれば、その日は気分がすっきりするかもしれませんが、翌日になればまたうつうつとしてきます。何度、愚痴を聞いてもらっても、同じです。つまり、恒久的な変化が起こらないのです。

これは抗不安薬を飲むのとよく似ています。不安な気持ちを鎮めようと抗不安薬を服用すると、一時的に気分が改善します。しかし、次の日にはまた不安になって抗不安薬を飲みたくなります。いつまでたっても解決しません。

ですから、愚痴を言う心理療法ではなく、ちゃんと治る心理療法に取り組まなければなりません。それは、原因を知り、対策を講じる心理療法です。**自分はなぜうつ病になったのか、その原因をちゃんと理解して、原因自体を消し去ること。**そして今後、二度とうつ病にならないようにすること。これこそが、心理療法を行う目的なのです。

簡単な例を挙げてみます。たとえば、身長一八〇センチの人が、高さ一七〇センチのトンネルに直立したまま入っていって、頭をぶつけたとします。なぜ、頭をぶつけて痛い思いをしたかというと、トンネルに入るときの自分の姿勢がトンネルのサイズに合っていなかったからです。それが頭をぶつけた原因ですね。この因果関係がわかれば、次からは頭をぶつけないで済む対策を講じることができます。つまり、直立ではなく、身をかがめてトンネルに入るという行動をとれば、頭をぶつけないで済むわけです。

人間関係がうまくいかない、会話が続かないなどという問題があったときは、他人が原因だといえる場合も確かにあるでしょう。しかし、たとえば自分がきちんと相手の質問に答えていなかった、ただそれだけが原因であったりする場合もあります。そういう細かいところに気づいた上で、それでは相手の質問に手際よく回答するにはどうしたらよいかといったことについて、心理士や精神保健福祉士、医師などと相談して、新しい方法を身につけていってほしいのです。

うつ病も、病気になった原因を知れば、対策を講じることができます。うつ病にならないような行動をとれば、再びうつ病になることはないのです。

患者さんには、〝春〟の後半くらいから、うつ病になった原因について少しずつ考え始めてもらいますが、〝夏〟からはもっと本格的に自分自身の内側と向き合う作業が始まります。うつ病治療の〝仕上げ〟の段階です。最後までがんばれば、精神的に成長できます。強くなれます。

また、生活習慣の改善についても、〝夏〟は仕上げの時期に当たります。昼夜逆転の生活や昼寝をやめる、規則正しい睡眠リズムを心がける、運動をするということは〝春〟からすでに始めていますが、この時期には毎日必ず、夜十一時には寝て、朝七時には起きるように生活を整えていきます。

うつ病になった「原因」を突き止め、解除する

なぜうつ病になったのかを突き詰めると、原因は患者さんの中にあることが実は多いのです。しかし、多くの患者さんは自分の中に原因があるとは思ってもいません。厳し

い言い方かもしれませんが、原因が自分の中にあると気づけるようにならないと、うつ病は完治しません。

うつ病になる原因は人それぞれで、多岐にわたります。

たとえば、一日十六時間も働くような生活を続けていたら、疲労とストレスがたまって、誰だってうつ病になります。では、なぜそんな長時間労働を続けられたのかというと、たとえば「上司に認められたい」とか、「期待に応えたい」とか、「仕事ができないやつと思われたくない」とか、「みんなやっているから、自分もやらないわけにはいかない」などといった気持ちが、患者さんの中にあったからなのです。

これらは一種の〝自己洗脳〟、あるいは会社や社会における〝洗脳〟のようなものだと言っていいでしょう。そのような長時間の過重労働でも、「がんばってやるべきだ」「がんばればできるはずだ」と思い込んだり、思い込まされたりしているということです。

つまり、一日十六時間も働くという異常事態に自分自身を無理やり合わせようとして、感覚がマヒし、疲労感を感じにくくなっているのです。でないと、うつ病になるまで、がんばり続けることはできません。

これは自分を押し殺してでも周りに合わせようとする「過剰適応」と呼ばれる状態です。職場でも、学校でも、人間関係でも、必要以上に自分を周りに合わせてストレスをため込んでいる人はたくさんいます。この本を読んでいる読者の中にも心当たりのある方がいることでしょう。うつ病を発症した背景に、このような過剰適応があるなら、それを改めない限り、うつ病はなかなか治りません。

また、自分自身の言動が引き金となって、うつ病を招いていることもあります。たとえば、嘘《うそ》をついたり、何でも人のせいにしたり、攻撃したり、悪いことをしても謝らなかったり、できもしないことを「できる」と言って自分を大きく見せようとしたり……。あるいは、言葉や行動以外にも、いつも不機嫌そうな表情をしていたり、怒ったような目つきをしていたり、逆におどおどした態度だったり……。

このような自分自身の言動や表情、態度が、相手を不快にしたり、怒らせたりして、人間関係を悪化させ、余計なストレスを生む原因になっていることもあるのです。自分の言動や表情の問題点というのは、自分ではなかなか気づけないものです。だからこそ、医師、心理士、そして、精神保健福祉士らと一緒に心理療法を行って、自分自身を客観視していくことが重要なのです。

ちなみに、私も患者さんから「怖そうに見える」ことがあるそうです。自分ではまったく不機嫌ではないし、怒ってもいないのですが、体が大きいせいか、あるいは病気について真剣に考えるときに集中しすぎるせいか、患者さんにはそういう印象を与えることがあるようです。初診患者さんの中には、診察室に入って私と話をしている最中に突然出ていった方も一人だけおられました。「怖そうだったから」だそうです。もっとも、その後、ちゃんと戻ってきて、治療を続けてくれましたが……。私も自分自身を客観視して、この課題を解決しなければと思っています。まあ、私なりに冗談を言って患者さんを笑わせる努力をしたり、「何が原因なんだろう」と考えるときの表情などをもっと柔らかくしなければ、と努力したりしています。

さて、話を戻します。過剰適応や言動、表情といった自分の側の原因がなくても、「適切な対応ができなかった」が故に、うつ病を招くという例もあります。たとえば、仕事で疲労しているなら「有給休暇をとって休養しよう」とか、ストレスがたまってイライラするなら「息抜きに遊びに行ってこよう」とか、つらい出来事があったり、心配事があったりするなら「友人に話を聞いてもらおう」といった対応を日頃から取っていれば、うつ病にまで発展することを回避できたかもしれません。しかし、それをしなかった自分自身がいるわけです。これも結果として、うつ病を招く原因になります。

もちろん、原因がいくつも重なっていることも珍しくありません。心理療法では、うつ病になった原因と思われる思考パターンや行動パターン、人への対応パターンをまずは洗い出すことから始めます。そして、今までとは違うパターンに改めていきます。そういう作業を心理士や医師と一緒に進めていくのです。

たとえば、患者さんの中にはお酒を毎晩のように飲んでいる人が少なくありませんが、飲酒は明らかに治療を妨げます。たくさん飲めば飲むほど、うつ病は治らないのです。通常だったら二年ほどで治るものが、八年くらいかかることもよくあります。私の経験でも、毎日習慣的に飲酒をしている患者さんの多くが、三回以上再燃、再発しています。おそらく、お酒を飲むと薬の効きが悪いので、田んぼが修復されないのでしょう。

つまり、お酒はうつ病を長引かせます。お酒だけでストレスを発散している方は、この法則を理解して、早めに酒から逃げ出してほしいと思います。

では、お酒を飲むなと禁止すれば、問題は解決するのでしょうか。いいえ、禁止して飲むのをやめられるのであれば、とっくにやめています。患者さん自身が、「酒はだめだ」「やめないと、うつが治らない」と実感するまでは、医師が話してもなかなかやめてはくれません。お酒を飲んでいる人には、飲んでいる人なりの「飲む理由」があるからです。心理療法では、まずそれを考えます。

「なぜ、お酒を飲むようになってしまったんだろう……」

「お酒を飲まないといけなくなっている自分の心って、何なんだろう……」と自問自答するのです。

それは欲求不満があったり、緊張を解くためだったり、何かつらいことを忘れたかったりするのかもしれません。あるいは、お酒を飲むと話がはずんで友人との会話がうまくいくから。つまり、友人が必要だったからなのかもしれません。

そういった飲酒の理由を見つけ出したうえで、お酒ではなく、何か別の方法で問題を改善するようにします。具体的にどういう方法があるのか、心理士や医師とともに見つけていくのです。

たとえば、スポーツをしたり、カラオケで思い切り歌ったり、コンサートに行ったり、ひたすら歩いたりしてもいいでしょう。そういった別の行動を起こすことで、欲求不満や緊張が和らいだり、忘れたいことが全部とまでは言わないまでも、忘れられたりするかもしれません。新しい人間関係が始まって、友人だってできるかもしれません。これまでお酒によって得ていたものを別の方法で得ようとすることで、うつ病を悪化させるお酒という原因から離れていくわけです。

うつ病になる原因を突き止め、その原因を解除し、別の行動パターンを得る――。心理療法では、この三つの段階を踏むことが不可欠です。

考えすぎは、神経伝達物質の無駄遣い

もう一つ、うつ病を招く大きな原因があります。それは「考える時間が長すぎるこ

と」です。

128ページで、「もう治った」と思い込んで自己判断で抗うつ薬をやめ、症状が悪化してしまった患者さんの話を紹介しました。この患者さんは薬をやめたことで症状がぶり返し、最初にうつ病になったときのように、何時間も同じことを繰り返し繰り返し考えるようになりました。過去に経験した嫌な出来事を何度も思い出し、気持ちが滅入っていくのです。そして、ある日、その患者さんは私にこんな質問をしました。

「先生、もしかして、考え続けることが、うつ病の原因なんでしょうか」

はい、そうなのです！　まさに、その通りなのです！

長い間考え続けていると、人はうつ病にどんどん近づいていきます。なぜなら、「考える時間が長いこと」は、「神経細胞を使う時間が長いこと」とイコールだからです。

一つ、顕著な例を紹介しましょう。

戦争や災害、事故、暴力、レイプなどのつらい体験をすると、非常に強い精神的ショックから、「心的外傷後ストレス障害（ＰＴＳＤ）」に陥ることがあります。このＰＴＳＤの患者さんに起こる典型的な症状が、フラッシュバックです。これは自分の意思やその場の状況とはまったく無関係に当時の出来事が突如として頭の中に蘇り、体験時に感じたのと同じ恐怖やショックをリアルに追体験するものです。このような状態が一カ月以上、繰り返し起こるのです。

記憶が蘇るというのは、言い方を換えると、過去の体験について「考えている」ということです。このとき、脳の中では記憶の内容に即して、神経細胞が活発に動きます。いわば記憶の暴走によって、神経細胞が強制的に働かされ、恐怖や不安といった感情を再生産しているわけです。

実は、このような神経細胞の使いすぎが続くと、ＰＴＳＤの患者さんは最終的にうつ病になります。なぜなら、神経伝達物質が減ってしまうからです。

まずセロトニンにかかわる神経細胞がダメージを受け、その結果、セロトニンが減少して、不安障害に陥りやすくなります。そして次は、ノルアドレナリンにかかわる神経細胞が障害され、ノルアドレナリンが減ることになります。

セロトニンが減った上に、ノルアドレナリンまで足りなくなることで、いよいようつ病の発症に至る――。ＰＴＳＤからうつ病発症までのプロセスを、私はこのように捉えています。

過去のつらい記憶に振り回されるのは、本人にとって非常につらいことです。しかも、脳の中では神経細胞が有無を言わさずこき使われ、神経伝達物質がどんどん浪費されているのです。そういった意味で、記憶は取り扱い注意の〝危険物〟になり得ると言っても過言ではありません。

私たちの脳の中には、たくさんの記憶がしまい込まれています。楽しい記憶、うれしい記憶、心が温かくなる記憶、ほろ苦い記憶、不快な記憶、つらい記憶……いろいろあります。うつ病の患者さんの中には、膨大な量の記憶の中から、本当なら思い出したくもないようなつらい記憶をわざわざ引っ張り出してきて、何度も落ち込んだり、泣いたりしている人がたくさんいます。

これは特に女性に多いような印象を受けます。男性の場合、過去の嫌なことやムカつくことを思い出すと、物に当たって解消する人が多いのですが、女性はそういう行動に出るよりも、ずーっとぐるぐる考え続けてしまう方が多いようです。

過去のつらい経験を繰り返し思い出して、何度もつらい思いをしているというのは、一つの苦しみを何倍にも増やしているようなものです。仮に百回思い出したら、つらい経験は百倍になったということなのです。

神経細胞も百倍働かされて、セロトニンやノルアドレナリンなどの神経伝達物質も百倍浪費されているということです。田んぼ理論でいえば、田んぼの稲を片っ端から刈り取って、食べているようなものです。稲が育つスピードより、食べるスピードのほうが速ければ、当然、米不足になります。これは大変な無駄遣いです。

消しゴムで文字をゴシゴシ消すと、消しゴムはどんどん削れて小さくなっていきますね。神経細胞も、神経伝達物質も、消しゴムのようにちびっていく……。たとえるなら、そんなイメージです。ちょっと大げさなネーミングですが、私はこれを**「消しゴム理論」**と呼んでいます。

たまに不思議に思うのですが、長時間労働でうつ病になってしまった方もいれば、失恋によってうつ病になってしまった方もいます。どうして原因は違うのに、うつ病という同じ結果になってしまうのだろうか、と。私なりに思うのは、どちらも思考時間が極端に長すぎるからなのだろう、ということです。つまり、消しゴムを使いすぎたということですね。

過去の体験であれ、今の悩みであれ、将来への不安であれ、あれこれ考え続けている人は、ぜひ頭の中に〝消しゴム〟を思い描いてみてください。考えるたびに擦り減って、小さくなっていく消しゴムは、あなたの神経細胞であり、神経伝達物質なのです。

そして、消しゴムを無駄遣いしないように心がけてください。たとえば、上司に注意されてつらかったことを百回思い出したら、つらさは百倍になりますが、「次は叱られないようにちゃんとやればいいだけのことだ」と思い直せば、嫌な記憶として思い出さなくても済みます。つまり、九十九回分の浪費を節約できるのです。

頭の使いすぎにはご用心ください。

コラム 悩みすぎに要注意！

私たちはストレスを受けて緊張すると、体を活動モードにする交感神経が優位になり、血管がキュッと縮みます。職場や学校でいじめられている、失恋からなかなか立ち直れない、ペットが死んで悲しい……。このようなストレス下で悩む日々が続くと、人は緊張して交感神経優位の状態になります。

血管が収縮すると、当然のことながら、血液の流れが悪くなります。血液は全身に酸素と栄養を運んでいますから、血流の悪化は細胞にとって一大事です。

これは脳でも同様です。毎日、同じことを悩み続けていると、その悩みと関係する脳の部位の血流もやがて低下し、細胞にダメージが及びます。これが「悩み続けると神経細胞が破壊される」という状態です。

そうして、細胞が死んでしまうと、脳内で免疫を担当しているマイクログリア細胞が動き始め、死んだ細胞を食べ尽くして掃除をします。これは、まさに炎症が起こったときと同じ反応なのです。うつ病は、脳内の炎症によって神経細胞が破壊されて起こると第1章で書きましたが、この炎症を引き起こす大きな原因が血流悪化なのではないかと、私は考えています。

実際、血流悪化がうつ病の原因になることは、以前から知られています。その代表が、脳の血管が詰まる脳梗塞などの脳血管障害です。脳梗塞などで血流が途絶えると、その後、うつ病になる方が少なくないのです。また、脳梗塞まではいかなくても、動脈硬化の進行によって脳の血流が通常よりも低下した結果、うつ病になることもあります。高齢の方にうつ病が多い背景には、このような動脈硬化による血管の老化が関係していることが多いのです。これらは「血管性うつ病」と呼ばれています。

細胞にとって、血流は酸素と栄養を届けてくれる生命線です。血管の病気だけでなく、慢性的なストレスを抱えて、長期間悩み続けることもまた、この生命線を脅かしているのではないか、と推論しています。

発達障害の人は、うつ病になりやすい

うつ病の背景に**発達障害**が潜んでいる場合もあります。

発達障害は、生まれつき脳の発達が通常と違っているために起こるもので、いくつかのタイプがあります。主要なものは、対人関係が苦手でこだわりが強く、感覚過敏（あるいは鈍麻）のある「**自閉スペクトラム症**（ASD）」、不注意や衝動的な行動が目立つ「**注意欠如・多動症**（ADHD）」、読み書きや計算など特定の学習に著しい困難がある「**限局性学習症**（SLD）」、そして仕事や家事、宿題などの作業の速度が遅く、極端な不器用さに悩む「**発達性協調運動障害**（DCD）」などです。当院にも、これらの患者さんが多数いらっしゃいます。

実は、うつや統合失調症などの治療を続けても改善しない人の背景に発達障害があるという指摘が最近多くなってきました。

二〇一九年一～二月に毎日新聞が二十歳以上の千七十二人（男性四百八十二人、女性五百六十四人、その他・無回答二十六人）から回答を得たアンケート調査では、発達障害の診断を受けた八百六十二人のうち、うつ病と診断された人は三百九十三人（四五・五％）いました。実に半数近くが、うつ病を合併していたのです。他にも、対人緊張が強い社交不安症やパニック症などが二四・八％、ストレスなどから体の不調が現れる自律神経失調症も二四・七％あったと報告されています。

回答された方々に、これまでの体験を聞いたところ、学校でいじめられた経験がある人は七一・八％、職場でのいじめ経験は四五・四％、親や周囲からの虐待は三三％、半年以上の引きこもりは二七・四％、年間三十日以上の不登校は二三・二％とのことでした。

この調査結果からもわかるように、発達障害がある人は、日常生活で非常に強いストレスにさらされています。そのため、うつ病の治療が、通常よりもはるかに長くなってしまいがちです。本書では、症状のある「急性期」をだいたい八カ月間、症状がなくなった状態を維持する「寛解維持期」を八カ月間、回復して薬を減らす期間を二～四カ月間としていますが、発達障害がある場合は、それぞれの期間がこれらよりも長めになるとお考えください。

治療で用いる薬には、ＡＳＤやＡＤＨＤに伴う感覚過敏にはドーパミン機能調整薬が、発達障害の患者さん全員に見られる恒常的な不安にはＳＳＲＩが、またＡＤＨＤにはＡＤＨＤ治療薬があります。もっとも、薬でも対応はできるのですが、基本的にはコミュニケーションやソーシャルスキルの練習が大事で、自分に合った環境、職場に身を置くことが大切です。

解決できない問題は捨てる！

〝初夏〟や〝夏〟の時期は、薬を継続して飲んでいる結果、心身のよいバランスが維持されています。何度も書きましたが、この時期は、自分自身を変えて、気楽に生きていけることを目的に、自分の足を引っ張る考え癖や行動癖に気づき、新しい対処法を見つけ出すべき時期です。以下に、類書にはあまり記載されていないけれども、うつ病の治療で遭遇する心理社会的課題についてご紹介します。自分を変える一助になればと思います。

考えすぎない、悩みすぎないためには、必要以上のストレスを抱え込まないことが大切です。そこで身につけておきたいのが、ストレスにうまく対処するための方法、**「ストレスコーピング」**です。

私たちは生きている限り、常にさまざまな問題にぶち当たります。しかし、それらの問題を全部解決しようとすると、ストレスは大きくなるばかりです。そもそも世の中には、解決したくてもできない問題もたくさんあるのです。

重要なことは、遭遇した問題を整理することです。患者さんには、まずは「解決できる問題」と「解決できない問題」の二つに分け、解決できる問題だけを選んで解決すること、そして、**今解決できない問題は思い切って、今は捨てること**をお勧めしています。

解決できる問題とは、自分の能力と努力次第で解決可能な問題のことです。たとえば、昇格試験があるのなら、その勉強をがんばるしかありません。わからないところがあれば、わかる人に教えてもらうのもいいでしょう。あるいは遅刻を注意されたのなら、次は夜早く寝て、朝早く起きて遅刻をしないようにするしかありません。また金欠ならば、節約をするか、バイトをするなどして足りない分を稼ぐということになります。これらは、基本的に自分ががんばれば、いつかは解決できる問題です。少なくともまったくできないという問題ではありません。

一方、解決できない問題というのは、たとえば「なぜ自分は男（女）なのか」「なぜ自分の母親（父親）はあの人なのか」「死んだらどうなるのか」「今すぐ月で暮らしたい」などといった問題です。どんなに考えても答えは出ない、そもそも答えがない、答えを出す能力を完全に超えているといった類ですね。

患者さんの中には、「生きる意味がわからない」「自分の存在理由がわからない」などと悩む方がいます。これも同じです。「そんなことは誰もわからない」「意味や理由があるかどうかさえ、わからない」のです。このような問題はそもそも答えがないのですから、解決できなくてよいのです。解決できない問題にとらわれ続けると、にっちもさっちもいかなくなります。手放しましょう。捨てましょう。

生きることや自分の存在理由などの問題については、患者さんから問われることが多いので、私なりの答えは持っています。問われたら、私なりの回答をお話しすることもあります。しかし、人類が誕生してからこのかた、誰も答えを出しておらず、また答えを出した人も、他の人から批判されたりして、万人に認められているものはないようです。ですから、この種の問題からは、逃げるが勝ちです。

さて、この二分類をさらに四分類に発展させたのが、165ページの図です。問題の意味や解決法が「わかる」かどうか、自分で解決「できる」かどうかを組み合わせました。

「わかる・できる」に相当するのは、前述の昇格試験です。解決法は勉強することであり、そして、それは実践可能です。このタイプの問題はつべこべ言わずに、即実行。迷うだけ、時間のムダだと考えるほうがお得です。

「わかる・できない」には、離婚や病気といった問題が該当します。憎たらしい夫と縁を切るには離婚するという解決法があるとわかりますが、いざ離婚をするとなると自分の力だけではできそうにありません。また、病気になり、手術を受けたら治るとわかったものの、手術は自分ではできません。つまり、できないことについては誰かのサポートを求めるしかないわけです。離婚なら弁護士に頼むとか、手術なら外科医にお願いするというわけですね。サポートとなるのは、他に家族や友人のこともあれば、公的機関のこともあります。ネットで検索する情報が頼りになることもあります。

「わからない・できる」というのは、たとえば呼吸している、目が見える、朝起きたら食卓にご飯が並んでいる、宝くじが当たった……といった類のことですね。これらは全部、本人が努力することなく得ているものです。なぜ呼吸しているのか、目が見えるのかは、それだけ健康な自分がいるということ。朝、ご飯が食卓に並んでいるのは、家族が自分のために作ってくれたということ。宝くじに当たったのは、運がよかったということ。つまり、これらは自分自身の努力を超えて「できている」のであり、ただただ「お蔭さま」で、感謝するしかありません。そのことに気づくと、その人自身の人間性が深まります。

「わからない・できない」は、前述した「なぜ男（女）なのか」「死んだらどうなるのか」といった解決できない類の問題です。これらは手放して、諦めるに限ります。きれいさっぱり捨てられると、健康が近づいてきます。

うつ病になって会社に行けないとか、行こうとすると手が震えるといった症状の患者さんからよく話を聞いてみると、この「わからない・できない」問題にぶち当たっているのに、そのことを上司や同僚などに説明できないという場合が意外と多いのです。

たとえば、経理の仕事をしているが、どうしても領収書が見つからない。ないと怒られるのに、探しても探しても見つからない。関係部署に連絡しても、もう書類は全部出したよと言って、動いてくれない。私がなくしたのだろうか。いや、そんなはずはない。最初からなかったはずだ。これは誰かが不正をしているのだろうか？　それとも、私のミスなのか？　覚えがない。どうしよう、どうしよう……。そんなふうに解決できない問題を一人で抱えていると、混乱が募るばかりです。

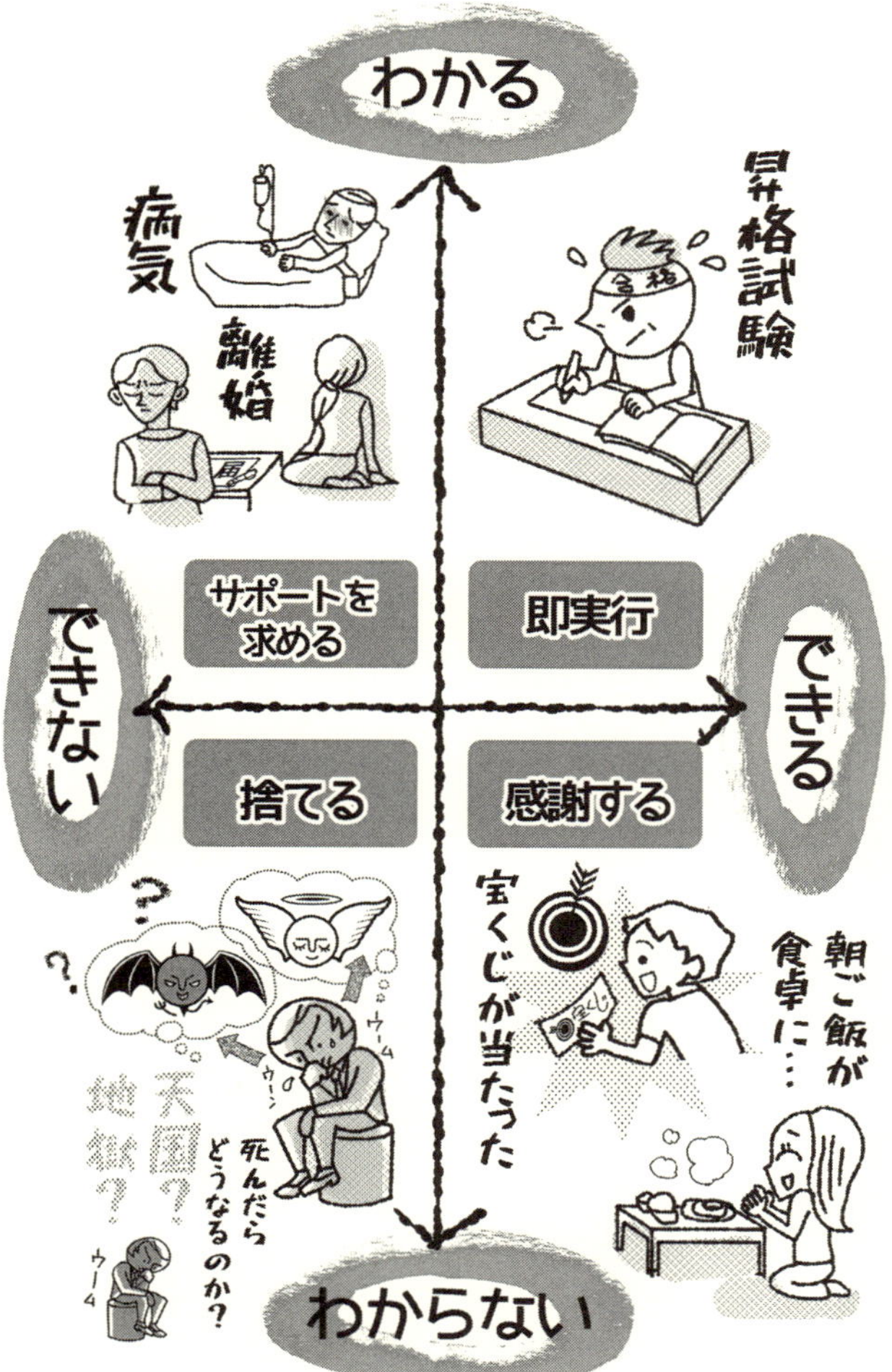
わかる
病気
離婚
昇格試験
サポートを求める
即実行
できない
できる
捨てる
感謝する
宝くじが当たった
朝ご飯が食卓に…
天国？地獄？
死んだらどうなるのか？
ウーム
わからない

あるいは、昨日まで油圧や力学の問題を仕事にしていたのに、急にSE（システムエンジニア）がやるようなプログラミングの仕事を振られた。その分野は苦手でよくわからないのに、来月までに書き上げろと言う。みんな忙しそうだから、頼れそうにもない。しかし、できないといろいろな人に迷惑をかけてしまう。もしかしたら仕事を失ってしまうかもしれない……。自分の能力をはるかに超えていることは自分自身が一番よく知っているのに、そのことを誰にも言えないのです。

これは非常につらい問題です。その身が引き裂かれそうなほどに苦しい問題です。なかには、このような問題に一人で悩み、まるで家出をするかのように行方をくらましてしまった方もいるのです。

では、こんな場合はどうしたらいいのでしょうか。唯一の方法は、**自分が解決できない問題と向き合っているということを、他人に開示すること**です。「自分が今抱えている、この仕事上の課題は、少なくとも自分にとっては解決策がないと考えています」ということを上司や同僚にきちんと話すのです。もちろん、相当な勇気が必要です。だからこそ、どのように話したらいいのかを医師や心理士にぜひ相談してほしいと思います。たとえば、上司や同僚宛ての手紙のような文章を何度か書いてみて、それを医師や心理士に見せて、アドバイスをもらうのもいいでしょう。

あなたが一体何に悩んでいるのか。黙っていては、誰にもわかりません。しかし、話せば解決策が見つかるかもしれないのです。一人で抱え込まないこと。これが解決策の第一歩であることをどうぞ忘れないでください。

このように、何か問題が出てきたら、まずはどのタイプに当てはまるかを考えてみてください。問題を仕分ける習慣が身につけば、ストレスに対して強くなり、考えすぎ、悩みすぎも減るはずです。そして、こつこつと努力して、自分に降りかかる問題を解決できる実力を付けていきましょう。

「認知の歪み」を修正する

うつ病の患者さんは、ものの考え方や感じ方、現実の受け止め方に独特のクセがあるものです。これは**「認知の歪《ゆが》み」**と呼ばれています。代表的なのは、物事をつい悪い方向に捉えてしまう**「マイナス思考」**、何事も「こうあるべき」「こうすべき」と考えてしまう**「べき思考」**、真ん中がなくて、すべてを白か黒かで考えてしまう**「白黒思考」**などです。このような思考パターンだと、日常生活で受けるストレスが多くなり、不安や緊張、落ち込みなどもより感じやすくなります。

ですから、患者さんにはこうした認知の歪みを自覚して、少しずつでもいいので、なくしていってほしいと思います。そして、それらの代わりになるような新しい考え方を取り入れ、行動に移していっていただきたいのです。この領域の問題は、認知療法や、認知行動療法に関する書物にたくさん記載があります。〝夏〟の時期こそ、そのような書物をお読みください。

以下に、そのような類書には載っていない話を書きます。私が患者さんによくお話ししている**「認知を変える方法」**です。いくつかご紹介しますので、参考にしてください。

〈「服理論」でいこう!〉

人はみんな、自分なりの考え方を持っています。しかし、その「考え方」は「自分」とイコールでしょうか? たとえば、マイナス思考をしているなら、そのマイナス思考がイコール自分なのでしょうか? それは違います。いえ、違うと思ったほうがいいのです。つまり、**考え方イコール自分ではない**のです。

たとえば、あなたは日本で生まれて、日本で育って、日本人の親を持って、日本の教育を受けて、日本の会社に入って、そうして日本人的な考え方を身につけました。しかし、もし小さいときに別の国に連れて行かれて、その国の人に育てられて、その国で大人になっていれば、その国の人的な考えを身につけることになっていたでしょう。

ということは、もともと自分の考え方などという確固たるものはないのです。たまたまいた場所の環境に影響されたり、その社会なりの一種の〝洗脳〟を受けたりして、今の考え方ができあがっているのです。仏教でも、突き詰めていくと、自分というものは「無」だ、ということになっています。

自分というものは本来なく、考え方というのは自分が着ている服にすぎないというふうに考えてみてください。**考え方は自分自身ではなく、自分が着ている「服」程度のものだ。**そう思ったらよいのです。

いつもは青い服を着ているけれど、誰かが「あなたは黄色い服が似合う」と言ったので、試しに着てみたら、みんなに「いいね」と言われた。で、黄色の服を着るようにしたら、友達が増えて、前よりも楽しくなった。自分は青色が似合うと思っていたけれど、なーんだ、黄色のほうが似合うのか――。

今ある考え方が自分なのだとガチガチに考えず、こんなふうに服を着替えるように考え方や行動を変えてみればいいのです。

たとえば、今まで自分は内気だと思い込んでいたけれど、今日は相手の顔をちゃんと見て「おはよう」と言ってみよう、思い切ってスマイルもしてみよう。実際にやってみたら、みんなもスマイルで「おはよう」と返してくれた。うれしくなって、気分がよくなった――。まさに小さな成功体験です。そういうちょっとした出来事から、自分が変わっていきます。週に一回、たとえば午前中だけ、このように振る舞ってみることぐらい誰にでもできるでしょう。そういった行動をしてみることで、全く新しい喜びを経験することができるかもしれません。**考えるだけでなく、行動することに心を治す力があるのです。**

これは、ものの見方や受け取り方を修正して、行動や気分を変える「認知行動療法」そのものです。堅苦しく考えることはありません。思い切って〝服〟を脱いで、別の〝服〟を着てみましょう。何回着替えてもかまわないのです。騙されたと思って、服理論を活用してみてください。

〈下げずに上げて、自己肯定感をキープ〉

以前、海外のサッカー中継を見ていて感心したことがありました。解説者がやたらと「リスペクト」という言葉を使うのです。ポルトガルの選手がスペインの選手をリスペクトしているとか、スペインもポルトガルをリスペクトしているとか、一種の褒め殺しなのかと思えるほど、この言葉を使って解説しているのが印象的でした。

日本には謙遜という文化があり、言葉にも謙譲語があって、自分を下げることで相手を上げようとします。しかし、リスペクトは自分を下げずに相手を上げます。自分の立ち位置を相手より下げるのではなく、自分は同じ位置のまま、相手を上げるのです。要は、自己肯定感を保ったまま、相手を上げることもできるということです。

うつ病で悩んで、自己肯定感が低いのに、謙遜してさらに自分を下げて振る舞うのでは、苦痛がもっと増してしまいます。だから、その方法ではなく、リスペクトを見習って、相手を上げる方法で謙遜と同じ効果をもたらせばいいのです。

リスペクトするというのは、言い換えると、**相手のよいところを見つける**ということです。なかなかよいところがない相手でも、何か一つくらいはあるでしょう。見つける努力をしてみてください。

褒めるクセがつくと、思考自体がポジティブに変わってきます。実際、初めて会った人を一分間褒めるという練習をすると、人間関係が改善しやすくなることを、集団心理療法を実施したときに体験しました。褒め合うと、会の雰囲気が和みます。みなさんがお互いに寛《くつろ》いで、いい雰囲気が生まれるのです。長年連れ添った夫婦の間でも、一度、褒め合ってみてください。相手の愛情をより深く感じることもできるようになります。下げるより上げる――。これは覚えておけば、必ず役に立ちます。

〈「十分思考」で幸福感が増す〉

「腹八分目」という言葉がありますが、私は若い頃、心療内科の大家だった池見酉次郎《ゆうじろう》先生に初めてお会いしたとき、こんなことを言われました。

「君は、腹六分目にしておきなさい」

あのときはその真意を理解できませんでしたが、今となってはよくわかります。私の場合は八分目ではだめで、六分目でないといけなかったのです。その後、私はどんどん体重を増やし、今に至っています。体がここまで大きくなるとは思っていませんでした。それを見抜いていたから「腹六分目」だったのか……。池見先生の慧眼《けいがん》には本当に恐れ入りました。

この話から私が何を言いたいのかというと、「これで十分だ」という思考が重要だということなのです。私の場合、六割でも八割でも十分と思えずに、つい十割を求めた結果が、現在の体重でした。腹六分目を心がけておけば、それを守れないとしても腹八分目くらいで留まっていたかもしれません。池見先生の慧眼は、まさにそこにあったのでしょう。

さて、食欲の話はこのくらいにして、患者さんの話に移します。

患者さんの中には、他人に対して「うらやましい」とか「許せない」などといった感情を持つことがきっかけで、苦痛を増やしている方がたくさんいます。「人が自分より良いものを持っている」「自分より美人だ」「自分より能力がある」……。こういうふうに感じて葛藤を抱え込み、苦痛に沈みがちなのです。

私は患者さんに、**自分が持っていないものより、既に持っているものを数えて「十分だ」と考える**ようにしてほしいと思っています。十割でなくていい、八割でも七割でも六割でもいい。私はもうこれで十分だ。十分にある――。このように考える癖をつけるほうが、絶対に幸福感が増します。要は、欲張りすぎないことなのです。

では、どうしたらそのようにできるかというと、前項の「解決できない問題は捨てる！」で書いたように、**「手放す」「諦める」「ないものはしょうがない」と腹をくくる**のです。

このくらいで十分だという「十分思考」を身につけると、葛藤が減って、気持ちが楽になります。どうか、この話題について医師や心理士に相談してみてください。いい方法が見つかると思いますよ。

〈感情で決めることも時には大事〉

好きだからやる。嫌いだからやらない。そんなふうに物事を全部感情で決めていたら、仕事にも勉強にも人間関係にも行き詰まって、必ず後悔します。感情はそのときの一時的なものですから、当てにはなりません。嫌いなものでも、やらなければならないときがあります。嫌いなものに耐える力を養うことも、人として成長するには確かに必要なのです。感情に振り回されずに、頭で考える。理性で物事の因果を知る。よく考えて、長い目で見て、自分に合うものを選んでいくことが大事です。

しかし、その反面、**人生には感情で決めるべき場面がある**のも真実です。

たとえば、仕事に就くときには、自分にはどのような職業が向いているのか、どの会社に入ればいいのか、などと悩むことがあります。自分がこれから一生やっていく仕事ならば、当然、嫌いな仕事より、好きな仕事のほうがいいに決まっています。

理系か文系か、体を動かす場面が多いほうがいいのか、小さいことを綿密に詰めていくのが好きか、あるいは規模の大きいことを考えたり実行したりするのが好きなのか……など、人にはそれぞれ特性があるものです。

これを論理的に突き詰めようとすると、かえってわからなくなってしまうのが人の常です。たとえば、公務員の仕事は安全で確実で老後の保障もよいが、芸能界の仕事は不安定で、貧乏になる可能性もある。だから、「公務員にすべきだ」と決めて、あなたの心の奥底は果たして満たされるでしょうか。

それは、あなたにしかわからないことです。しかも、あなた自身も、実際にどんな感情が湧いてくるのか、自分の心の動きに注目して検討してみないことにはわかりません。自分の感情を検討した結果、やっぱり公務員の仕事が好きと思うかもしれません。

やっぱり嫌だと思うかもしれません。ぎりぎりのところで、感情をないがしろにすると一生悔やみます。感情をないがしろにしたところに、うつ病の種が潜んでいることもあるのです。

最後は一人で決めるにしても、人生の重大事項については、どうか勇気を持って家族や友人と一緒に検討してください。迷うときは、医師や心理士にも相談してみてください。

〈「性アホ説」でラクになろう〉

人は生まれながらにして「アホ」である。どんな立派な人も、強い人も弱い人も、みんな同じアホであることに変わりはない――。これは私が長年唱え続けている考え方で、もはや信念と言ってもよいくらいのものです。

アホという言葉は、特に関東圏の方にはなじみが薄いようですが、関西圏では日常的に使っています。愛着を込めて使うことさえ多いのです。

人間がアホだというのは、人間がもともと不完全な存在だということを意味しています。不完全だから、失敗もするし、過ちも犯します。ストレスに押しつぶされそうになることもあるし、変な見栄を張ることもあります。自分がそういう不完全なアホであると認められたら、心の中の葛藤が減ります。素直になれます。楽になれます。それが性アホ説を唱える理由なのです。「アホやなぁ」とつぶやけば、肩の力がスーッと抜けるはずです。

家族も一緒に内省する

〈家族の対応は?〉

〝初夏〟になると、見た目は回復していますが、まだ完全ではありません。この時期は、うつ病をどうやったら治せるか、患者さん本人が一生懸命勉強しています。焦らせないで、寄り添ってあげましょう。がんばっている、その努力をぜひ褒めてあげてください。また、運動を一緒にやってあげたり、生活習慣の改善を手伝ってあげたりすることも大切です。

「よくなったようだから、もう治療をしなくてもいい」とか、「早く仕事をしなさい」とか、「お金がもったいない」などと言うのはご法度《はつと》です。ここで治療をやめたら、また悪化することをご家族も肝に銘じておいてほしいと思います。

〝夏〟もまだ油断は禁物です。この時期は、自分の心と向き合う心理療法に取り組んでいます。「病気になった原因に、自分たち家族の普段の言動も含まれているはずだ」と内省し、これまでの接し方を振り返ってみましょう。患者さんは思考パターンや行動パターンの修正をしようとしています。ぜひ一緒に取り組んでみてください。家族関係を見直し、改善する、よい機会になるはずです。

第4章のまとめ

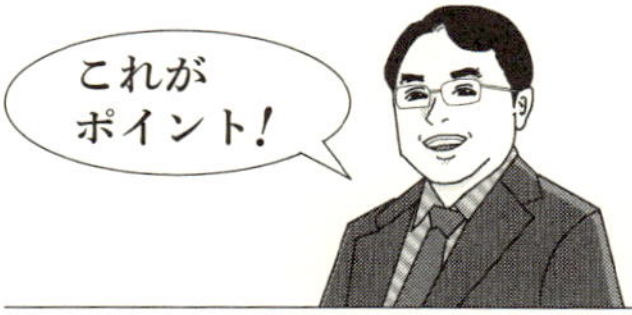

◎〝初夏〟は完治するかどうかの分岐点。

◎〝夏〟は自分の内側と向き合う「自己修正期」。

◎少なくとも八カ月ほど心理療法をします。

◎うつ病になった原因を突き止め、排除します。

◎うつ病にならない思考・行動パターンを身につけます。

◎考えすぎをやめて、神経伝達物質を節約します。

◎解決できない問題は、手放しましょう。

第5章

【うつ病を治す編】

第5ステップ〝実りの秋〟

田んぼ理論による治療の集大成

〈どんな時期？〉

最もつらい〝冬〟の時期から薬の服用を始め、小康状態の〝春〟以降は継続的に歩いて体力をつけ、症状がほとんどなくなった〝初夏〟と〝夏〟には自分の内側と向き合う心理療法に取り組んできました。治療開始から約十七カ月が経ち、いよいよ最終段階の〝実りの秋〟です。

ここまで本当によくがんばってこられました。あと三カ月ほどで、「うつ病学校」からの卒業です。治療を山登りにたとえるなら、これからは下山。安全に山を下り切り、無事に里へと戻っていく時期です。里の灯りは、すぐそこに見えています。

〝実りの秋〟になると、つらかった症状もすべて消え、仕事も家事も元気な頃と同様にできるようになっています。患者さん本人も気持ちが前向きになり、「もう大丈夫！」「やっていける！」という自信を取り戻しています。

自分の能力に対する感覚は、元気なときとほぼ同じ九〇～一〇〇％に回復しました。重要なことは、医師の客観的評価でも九〇～一〇〇％になっていることです。〝冬〟から〝夏〟までの間は、主観的な感覚と客観的な評価との間に常に差がありました。それがここにきて、ようやく一致したのです。患者さんが「自分はできる」と感じ、医師もまた「患者さんはできる」と考えているわけです。これは大きなことです。

うつ病への理解も進み、患者さんは「もう二度と、うつ病にはならない」「どうしたら再発しないかがわかった」と感じています。これは心理療法に取り組んできた成果です。なぜ自分がうつ病になったのか、その原因を突き止め、今後どうしたら再度うつ病にならなくて済むかを医師や心理士と一緒に考えてきました。そうして、うつ病になりにくい思考パターンや行動パターンを会得することができたのです。

田んぼ理論でいうと、荒れ田は完全に回復しました。今一度、冒頭のロードマップを見てください。田んぼは完全に蘇り、黄金色の稲穂がたわわに実っています。かつての荒れ田は美田へと姿を変え、田んぼの持ち主も大喜びです。

これを脳の中の状態に置き換えると、セロトニンやノルアドレナリンなどの神経伝達物質が、健康なときと同じ十分量にまで増えています。炎症で多くが死んでしまった神経細胞も、それを補うに十分な新しい細胞が生まれました。脳の中の状態も、やっと回復したのです。

このような完全回復は、これまで行ってきた田んぼ理論による治療の、まさに集大成です。抗うつ薬をずっと飲み続けることで、神経細胞の成長や新生を促すＢＤＮＦが脳内で十分に増えました。歩くという有酸素運動を続けることでもＢＤＮＦが増加し、同時に脳内の酸素濃度も増えました。体力もアップしました。また、うつ病になりにくい思考パターンや行動パターン、生活習慣の確立も成し遂げられました。

つまり、脳の強化と心理的防御機構の強化、身体面での強化が同時に達成された結果、うつ病が治ったわけです。ここまでくると、もう薬は必要ありませんし、再発の心配もありません。

逆にいうと、田んぼ理論に従って治していくと、脳も、心も、体も、自ずと強くならざるを得ないのです。これら三者が強くなれば、うつ病になりにくくなります。

実際、私のところでは、この理論通りに治療を続けてくれる患者さんは、確実によくなっています。うつ病を治し、人間的にも成長しています。

〝実りの秋〟は、患者さんが独り立ちをして、社会に完全復帰していく門出の時期です。以前よりも強くなって、成長した患者さんを送り出すことができるのは、私にとっても医師冥利に尽きる、非常にうれしいことであります。

薬は段階的に減らして、完全にやめる

〈やるべき治療は？〉

この時期にやるべき治療は、大きく二つあります。一つは、**「薬をやめる」こと。**もう一つは、うつ病を再発させないために、**心理療法で取り組んだ内容を今一度「振り返る」こと**です。これらは、無事に下山して里へと帰っていくための必須手続きといえます。

まずは薬をやめることですが、抗うつ薬は〝冬〟の時期から服用を始め、すでに十七

カ月ほどが経っています。症状をあまり自覚しなくなった〝初夏〟や〝夏〟にも服用を続けてきましたが、いよいよ完全にやめる時期が来ました。

ただし、やめるといっても、いきなりやめてはいけません。抗うつ薬の服用を急にやめると、吐き気やめまい、耳鳴り、頭痛、不眠、発汗、イライラなどの離脱症状が出て来ることがあるからです。これは「**抗うつ薬中止後症候群**」と呼ばれています。

そこで、やめる際は必ず、少しずつ段階的に減量していきます。〝実りの秋〟に三カ月間を充てているのは、薬をやめるのにそれなりの時間がかかるためです。一般に、このくらいの期間があれば薬をやめていけるものですが、なかにはもっと時間がかかる場合もあります。

ある五十代の男性会社員の患者さんもその一人で、薬をやめるのに相当手こずりました。抗うつ薬を通常量の半分に減量したのちに服用を中止した方ですが、中止後三日もすると、めまいがしたり、しゃんしゃんと耳の中で音が鳴ったりするようになりました。そこで再度、抗うつ薬を二カ月間飲んでもらってから中止に持っていったのですが、それでもまだ軽い離脱症状が出ました。そこで次は、薬の量をいったん通常量にまで戻して三カ月間飲んでもらい、そこから三週間ごとに段階的に減量していき、今度は無事にやめることができました。結局、薬をやめるのに七カ月以上を要しました。

私の経験上、薬をやめて四日以内に離脱症状が出るような場合は、まだ薬をやめない方がよいと考えています。なぜなら、そのような患者さんでは、脳の神経細胞が完全に復活するところまで行っていないと考えられるからです。人によって髪の毛や爪が伸びる速度が違うように、神経細胞が育つスピードも人によって異なります。やはり早い人と遅い人がいるのです。しかし、遅いからといって焦ってはいけません。大事なことは早く治すことではなく、確実に治すことなのです。

薬物治療の締めくくりは、薬を上手にやめることです。最近私は、一剤につき、二五％ずつ、焦らず減らして行くようにしています。これは抗うつ薬だけでなく、睡眠薬などの他の薬でも同様です。どの薬も、自己判断でやめるのは絶対にダメです。医師と相談しながら、段階的かつ確実にやめるようにしてください。

コラム

通常の治療では治りにくい人もいる

適切な治療を行っても改善しないうつ病のことを「治療抵抗性うつ病」といいます。実は最近の研究で、新たにうつ病と診断された人の一〇％が一年以内にこの治療抵抗性に陥ることが報告されています。

それによると、こうした患者さんの特徴は、うつ病になる前から「疲労感が強い」、「発症年齢が若い」、「不安」、「不眠症」、「疼痛《とうつう》症状」、「強迫性障害」、「摂食障害」、「注意欠陥障害」を持っていることでした。また、「新たにうつ病と診断された」という限定をはずせば、「三回目のうつ病発症」、「うつ病発症から治療開始までの期間が長い」、「身体疾患を合併」、「アルコールや薬物依存がある」、「高齢者」、「ストレス要因解消が困難」な場合も、治療抵抗性の要因となっていました。

こういった方々は、本書で述べた期間で治るとは限りませんが、他にも打つ手はあります。たとえば非定型抗精神病薬などの追加投与、脳に磁気による刺激を与える「経頭蓋磁気刺激療法（TMS）」、脳に電気刺激を与える「修正型電気痙攣《けいれん》療法（ECT）」、本書で記載している認知行動療法などの併用が有効で、よりきめ細かい個別の対応が望まれています。

ストレス対処法を見つけ、繰り返し練習する

もう一つ、この時期にやるべきことは、心理療法で学んだ内容を今一度振り返り、習慣化させることです。今後、同じ轍《てつ》を踏まないためには、うつ病になった理由を理解し、それを踏まえた上で、これまでとは異なるストレス対処法を獲得しなければなりません。そして、その対処法を実際に使ってみるのです。何度も練習をして、習慣づけるわけです。

二十六歳の会社員の患者さんの例をご紹介しましょう。この患者さんは、とにかく緊張が強く、いつも体に力が入っていました。診察中でも肩に余計な力が入って、ガチガチでした。そんな状態ですから、職場でも人から突然仕事を持ち込まれたり、人前で発表せねばならないときは、もう大変です。緊張が高じて頭が真っ白になり、その瞬間のことを全く覚えていないほどでした。自分自身が、自分の心や体から離れてしまって、他人事のように感じ、どんな行動をしたかもわからなくなってしまう状態を「**離人症的解離**」といいますが、この患者さんも、うつ病を発症して受診した当初は、そんなことが何度も起こっていました。

そこで、医師や心理士と一緒に話し合い、職場でできる**三つの対策法**を考えました。

一つは、**緊張を和らげるための対処法**。午前と午後の仕事が始まる直前にコーヒーを飲んだり、背伸びをしたりします。仕事中も一時間に一回くらいは、ひと呼吸入れるようにします。

二つめは、**突然話しかけられたときの対処法**。不意打ちをくらったら、まずは相手の言葉を復唱してみます。言葉の内容が頭に入ってくるまで質問をして、相手の意図や要点を把握するのです。もしも至急やらなければならない仕事を振られたのなら、メモをとる時間をもらうようにします。その時点での仕事を中断することになりますから、後で戻ってきたとき、次はどこから仕事を再開したらいいかがわかるように書いておくのです。

三つめは、**人前で話すときの対処法**。まずは呼吸法です。下腹部に力を入れて息をゆっくり吐き出す**「丹田《たんでん》呼吸」や深呼吸**をして、体を柔らかくします。そして、要点を書き出したメモを見ながら、ゆっくりと話し切ります。そういった事前練習をした上で、本番に臨むようにするのです。

患者さんは、これらの対処法を何度も行って頭に叩《たた》き込みました。診察中にも、シミュレーションをしました。こうして繰り返し実践していくうちに、「そうか、こうすればいいのか」とか、「あ、うまくいった」などという気づきや小さな成功体験が生まれてきたのです。そして、あるとき、私にこう話されました。

「自分が緊張していることに自分で気づけるかどうか。それが一番の問題だということがわかりました」

自分自身を客観視することの重要性に気づいたのです。今では、突然話しかけてきた相手に対しても、「俺って今、緊張しているかな?」と聞けるようになり、間を取るコツも身についてきたといいます。

「職場で緊張をほぐしてはいけないと思い込んでいましたが、そうでもなかったです。いろいろやってみるもんですね。緊張した状態で休まずに働き続けたこと、そして職場だけでなく自宅でも緊張しっぱなしだったことが、うつ病につながったんですね」とも話しておられました。

うつ病になった原因がわかり、今後そうならないための対処法を見つけ、実践できるようになったのです。ここまできたら、うつ病からは文句なしの卒業です。

ストレス対処法の内容は、もちろん患者さんによってそれぞれです。たとえば、同じことをぐるぐる考えてしまう人は、長く考えすぎないためにはどんな対処法を身につけたらいいかを考えます。一〇〇メートルを全速力で走ってみるというのも、その一つです。全速力でダッシュしながら、人は悩めませんからね。同様に、バッティングセンターでひたすらボールを打ったり、ボクシングのサンドバッグを打ち続けたり、料理や花のお世話など、好きなことに集中するのも効果的です。そんなことをしながら、ぐるぐる考え続けることはできません。考えすぎにストップをかけるには、体を動かすことが有効なのです。また、考え続けている内容を文章にして書き出したり、他の人とそれについて話し合ってみたりする方法もあります。

「これならできそうだ」「効きそうだ」と思うものを見つけ、何度も試して、習慣化していきましょう。どんな対処法がいいかは人によって違いますから、医師や心理士とぜひ一緒に考えてみてください。

一人でいるとき、自然と寛げますか？

ロードマップにあるように、患者さんは〝冬〟から〝実りの秋〟までの約二十カ月間、医師や心理士たちと一緒に、うつ病を治す道を歩んできました。それも、もう少しで終わりです。

田んぼ理論でいうと、これまで荒れ田の回復に尽力してくれた応援団が去っていき、独り立ちする時期が来たのです。これからは、持ち主一人で田んぼを管理し、健全な状態に保っていかねばなりません。「田んぼが壊れない生き方」をしていくのです。

この独り立ちを確かなものにするために、治療の終盤では、これまでの治療全体を通して何を学んだのか、うつ病から脱却するのにどんなことが役に立ったのかを患者さんに改めて思い起こしてもらうようにしています。

たとえば、「これまでの医師との会話の中で初めて気づいたこと」「アドバイスに従ってやってみたら、実際にできたこと」「自分のとらわれに気づき、そこから解放されて気が楽になったこと」「生活習慣が乱れ始めたときに、朝起きる時間を一定にしたら、三日くらいで元の生活習慣に戻れたこと」などなど。それぞれの患者さんに思い出してもらい、当時を振り返りながら思いを新たにするのです。

そして、今後、病院から離れて、医師という相談相手がいなくなったとき、自分はどんなことに困るだろうかと想像してもらいます。たとえば、次のような自問自答をしてもらうのです。

「何か問題が起こったとき、それをどのように解決していきますか?」「治療をする前の過去の自分より、今の自分、そしてこれからの自分は、もっとずっと気楽に誰かに相談ができますか?」「しんどくなったら、十分な睡眠を確保するために、観たいテレビ番組ややりたいゲームを控えることができますか?」

また、第4章で書いたように、治療をしていて最も厄介な問題は、習慣的な飲酒です。「飲むときは、酒量を制限できますか?」「休肝日を守れますか?」「お酒に求めている解放感を別のどんな習慣で得られるようになりましたか?」などなど——。

生きていれば、嫌なことも困ったことも起こります。足をすくわれそうな状態になったとき、どうやってそれを「独力」で克服するのか。そのイメージが明確にできているなら、治療は終了です。独り立ちができます。

何十年も前のことですが、私は恩師にこんなことを尋ねたことがありました。

「本当に心が健康な人には、どのような特徴があるでしょうか」

すると、恩師はこんなふうに答えてくれました。

「何もすることがなく、一人でいるときに、心が自然と寛げる状態になれる。そういう

人は、心が健康なのです」

今になって、しみじみとこの言葉を思い出します。本当にその通りだと思います。私自身も、自分が一人でいるときに「寛げているか？」と自問し、緊張を解くように努めています。みなさんもぜひ、参考にしてみてください。

「うつ病になってよかった」

うつ病になってしまう人は、人口の一〇％以上います。うつ病までいかなくても、「うつ状態」になってしまうことは、誰にだってあります。つまり、うつ病やうつ状態にまったくならない人というのは皆無だと思うのです。

なぜうつ病になったのかは、つまるところ、そのようにしてしまった自分自身の思考パターンや行動パターンがあったからだと前述しました。では、うつ病になったことはダメなことであり、悪いことなのでしょうか。

私は、決してそうは思いません。そのとき、その人が**うつ病になったことには「意味」がある**と思っています。それは、**「休みなさい」、そして「違う生き方をしなさい」というメッセージ**だと考えています。

違う生き方をするというのは、言い換えると、「新しい学習をする」ということです。「学習」というのは、単に学校で勉強をするとか、外国語を修得するといった狭い意味のものではなく、いろいろな経験を通して物事の見方や考え方、行動の仕方を身につけていくということです。たとえば、何かに失敗したら、「こういうやり方だと、うまくいかないんだな」と学習します。逆に、成功したら「こういうふうにやると、うまくいくんだな」と学習します。そうやって、学んだことを自分自身の生き方に反映させていくわけです。

お一人、患者さんの例を紹介しましょう。

四十一歳の主婦の方で、以前、教員をされてました。なりたくて就いた仕事でしたが、いつも自分の能力不足を感じていたそうです。しかし、そんなことは誰にも言えず、逆にプライドを高く保つことで、弱さを隠しているようなところがあったといいます。小さい頃から、いわゆる〝よい子〟で、親の言うことを聞いていれば褒めてもらえました。その癖がついて、社会が望む価値の高い人になりたがっていたのかもしれない、それが教員という仕事を目指した理由だったのかもしれない、とのことでした。

この患者さんは、うつ病になったことで、自分の弱さを認められるようになり、そのことを夫にも告白して、受け入れてもらうという体験も得ました。その結果、こだわりがとれて、快活さが戻ってきました。しかし、うつ病になったことを振り返って、こんなことを言われたのです。

「全部、私が悪かったんです」

彼女は、うつ病になったことで新たな学習をし、これまでよりも楽に生きられるようになりました。けれども、うつ病になったことは、自分が悪かったからだと、過去の自分を否定的に捉えていたのです。私は、彼女にこう返しました。

「悪いとか、よいとかの判断で過去を振り返ったら、ダメです。あなたの過去は全部、正解だったんです。間違ってない。全部正しかった。そもそも、間違った学習などないのです。そう思って、自分の過去と向き合ってください。過去を否定するのではなく、これから成長していけばいいだけのことなんです」と。

すべての人はみんな、子どもの頃から一生懸命に生きています。そして、親や兄弟姉妹、友人、先生、先輩、上司、同僚、あるいは小説やエッセイ、テレビ番組や映画など、いろいろな人やものから生き方を学んでいます。そのとき、あなたが学習した考え方やものの見方、やり方などは、全部正しいのです。どれも間違ってなどいません。

それでも、経験したことのないようなストレス状況に向き合ったとき、これまでの自分のやり方では太刀打ちできず、うつ病やうつ状態に落ち込んでしまいました。それは、これまでの学習が間違っていたからではなく、ただ、必要なものがちょっと足りなかっただけ、あるいは未熟だっただけのことなのです。決して自分や自分の考えを「ダメだ、ダメだ」とか、「恥だ」などと思ってはいけません。うつ病にならなかった人のことをうらやましく思ってもいけません。

その足りないところに、**うつ病になったお蔭で気づくことができた**のです。そして、うつ病を治す過程で、新たな学習をすることができたのです。その学習の結果、よりよい人格、心休まる人間関係、そして解放感のある生活を得ることができたのです。うつ病も、ただ通《とお》っていかなければならなかった道の一つにすぎません。うつ病になったからこそ、人の心の深み、愛情の深みもわかるようになりました。成長できました。実際、患者さんの中には、「うつ病になったお蔭で、心を開くことができるようになった」「いろいろなことに気づけた」「うつ病になってよかった」などと語る方が少なくないのです。

あなたもきっと、うつ病になることで、何か大切なものを得たはずです。

〝実りの秋〟のゴールテープを切り、さあ、うつ病学校からの卒業です。

おめでとうございます。うつ病の快癒を心からお喜び申し上げます。

家族も一緒に成長する

〈家族の対応は?〉

患者さんを見守り、支え、応援してきた家族にとっても、〝実りの秋〟を迎えるまでの約十七カ月間は、とても長いものであったと思います。患者さんの努力はもちろんのこと、ご家族のご苦労にも敬意を表します。

患者さんがうつ病を治していく過程で、悩んだり、苦労したり、あるいは成長したりする姿を一番近くで見ていたのは、ご家族です。患者さんはうつ病を治し、また人としても以前より成長しました。そのことは親子関係や夫婦関係にも自ずと変化をもたらしていることでしょう。もしかしたら、親御さんご自身、配偶者ご自身も、考え方や行動の仕方に何らかの変化が生じているのかもしれません。それは、治療をする患者さんに根気強く伴走してくれた、まさに証《あかし》です。

患者さん自身が直接、ご家族に感謝の気持ちを伝えることは少ないかもしれませんが、私が聞くと、ほとんどの方が「家族には感謝しています」と口を揃えます。

ご家族の関係は、前よりもきっとよいものになっていると思います。これからも互いに信頼して、よい関係を維持していってください。

第5章のまとめ

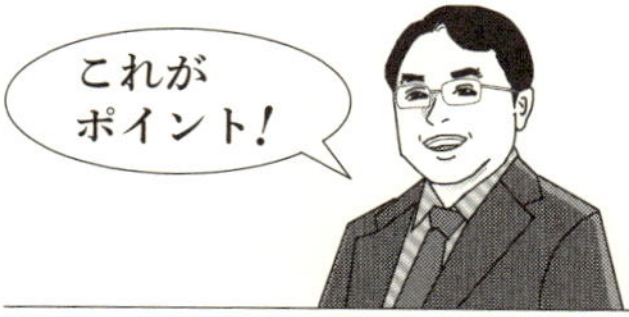

◎「田んぼ理論」で治療すると、脳も心も体も強くなります。

◎離脱症状が出ないように、段階的に薬をやめていきます。

◎自分に合ったストレス対処法を見つけて、習慣化します。

◎一人のときに自然と寛げるなら、心が健康。

◎うつ病になる意味は、「違う生き方をしなさい」ということ。

◎「間違った学習」はない。過去を否定してはダメ。

◎うつ病になったことで得るものも多いのです。

第6章

［うつ病を診断する編］

血液検査で、うつ病を正しく診断する

うつ病？　うつ状態？　曖昧な診断が多い理由

最後に、うつ病の診断についてもお話ししておきましょう。

どんな病気にもいえることですが、治療がうまくいく大前提は、その手前で行う診断が正しいということです。診断が間違っていると、どんなに優れた治療法を用いても、病気は治せません。

もちろん、うつ病も同じです。本当はうつ病ではないのに、うつ病の治療をしても、その病気が治るはずがありません。治らないどころか、かえって状態を悪化させてしまう可能性さえあります。

実は、保険診療では「うつ病」だけでなく、「うつ状態」という診断名も認められています。うつ病と言い切ることはできないが、うつ状態ではある、ということで診断を下せるのです。このようなことが認められているのは、診断が難しいケースが多数存在するからです。

しかし、うつ病であるのに、うつ状態という診断名をつけて、長期にわたって診断をはっきりさせない、うつ病の根本的治療を目指さずに、今ある症状だけを軽い薬で取り去る治療に終始している……そういう例は極めて多いのです。

しかも、その診断すら、患者さんにとってはよくわからないことが少なくないようです。医師に二〜三分話を聞かれただけで、うつ病と診断されたり、うつ状態と診断されたりして、「いったい何が何だかよくわからない」と訴える患者さんが、当院にはたくさん来られます。他の医療機関に二〜三年通院した後に来院した患者さんは、私が、「うつ病だけならば、だいたい二年以内に治りますよ」と話すのを聞いて、驚かれることが多いのです。

実際、そのような患者さんが当院でうつ病治療を開始する場合、発病から二〜三年過ぎてからの加療になります。うつ病治療ガイドラインには、このようなケースの寛解維持期に、どれくらいの年月をかければいいのかという記載が見当たりませんので、私は、当院で培った経験と、田んぼ理論の応用によって、寛解維持期の設定を、四〜九カ月よりも長めに設定するようにしています。寛解維持期というのは、うつ病の症状がなくなった状態を維持する期間のことで、ロードマップでいうと、〝初夏〟から〝夏〟までの期間を指しています。

他国のうつ病治療ガイドライン、わが国のうつ病治療ガイドライン、私の経験、田んぼ理論からの推論をあわせて検討すると、この寛解維持期治療開始前に病気だった期間を付け足すか、再発された患者さんのように二～三年付け足すほうがよいと、今のところ私は判断しています。実際、「生まれてこのかた、私はずっとうつ病だったと思う」と述懐された五十代の男性患者さんは、寛解維持期を九カ月に設定して回復期に入ったと判断して薬物を減量すると、三分の二に減った時点で、再燃の気配が見えたので、薬物量を六分の五に戻したケースもあります。その方は、寛解維持期が三年たってようやく二分の一にまで減量できました。このペースだとあと三年で、薬物ゼロにできるのではないかと予想しています。つまり、治療開始が遅れた場合には、それだけ治療が長引くということなのです。最終的にうつ病自体は治せるにしても、それまでの無駄な時間がとても長くなるのです。

これは、患者さんにとって時間の無駄であり、経済的損失でもあります。また、患者さんの勤める会社にとっても無駄であり、家族にとっても長期間我慢を強いられることになります。社会にとっても大きな無駄ですね。きちんと診断をつけて本格的に治すことが遅れてしまうと、患者さんには相当な迷惑をかけることになるのです。

曖昧な診断や誤診が多い理由は、うつ病の診断法そのものにもあります。率直に言って、うつ病の診断は専門家にとっても難しいと言われています。

第1章で書きましたが、うつ病の診断基準には九つの症状があり、その症状の有無を仔細に検討するための問診を通して、医師が診断を下します。どの症状があって、症状はどのくらい強いのか、うつ病以外の病気の可能性はないのか……など、限られた診療時間の中で患者さんの話を聞き、診断名から重症度、処方する薬までを考えるわけです。

内科や外科などの他の科なら、採血したり、レントゲンを撮ったりして客観的な判断材料を得られますが、精神科領域では問診が中心です。中心というか、現状では問診だけです。問診は言葉を用いた診断法ですから、医師は患者さんとの言葉のやり取りを通して状態を把握し、対策を講じます。ところが、言葉というのは曖昧で、人によって解釈が異なることもあります。

たとえば、こんなことが実際に何回もありました。患者さんに「抑うつ気分はありますか?」と聞いたところ、「いえ、ありません」との答え。視診によればかなりお疲れの様子なので、話が通じてないいな、おかしいなと思って、さらに聞いてみると、「うつは抑えられていません」とのことでした。「抑うつ」という言葉は、気分が落ち込んだ状態を表しますが、患者さんは、まったく逆に捉えています。もともとは翻訳語ですから、言葉自体に馴染みのない方もいるのです。

他によくある間違い、意思疎通の不備は、「落ち込んでしまう」という言葉でも起こります。私は、落ち込んでしまった状態というのは、「うつ状態が悪化した状態かな」と考えますが、患者さんによくよく聞いてみると、うつではなく、「不安」を意味して「落ち込む」という言葉を使うことが多いのです。

もちろん、落ち込むときも不安が高まるのは当然で、別に患者さんが間違えているわけではないのですが、「○○が起こるのではないかと思うと、落ち込む」とか、「○○が怖いので、明日会社に行くかと思うと、落ち込みます」という話を聞くと、最初に起っている心の動きは、「予期不安」であったり、「恐怖」であったりするわけです。恐れていることが起こるのではないかという予期不安と恐怖の結果、抑うつ状態が起こっているということです。

このように、言葉による診断には、医師・患者間のコミュニケーションエラーが起こり得るわけです。このエラーを正そうとして正確な問診を取ろうとすれば、三分間診療で終わるはずがありません。言葉に全面的に頼っている限り、うつ病の正しい診断にたどり着くことは難しいのです。

しかも、個々の医師はそれぞれの経験則や長年の勘に基づいて、主観的に診断をしていることが多いようです。心理テストなどの結果があるにしても、それは参考材料であり、診断の主軸となるのは、あくまで医師の主観的判断です。客観的判断となり得る材料が少ないために、医師によって診断が異なるということも珍しくないのです。

保険診療では「うつ状態」という診断名も認められていることは、この章の最初でもお話ししましたが、うつ病とうつ状態は、必ずしもイコールではありません。うつ病は一つの〝病い〟ですが、うつ状態というのはいろいろな病いに伴って生じる〝病態〟です。

たとえば、統合失調症や躁うつ病、不安障害、気分変調症、ADHD（注意欠如・多動症）などの発達障害の患者さんでも、うつ状態になる人はたくさんいます。そもそも、それらの病気はうつ状態を合併しやすいのです。つまり、うつ状態という診断で、うつ病の治療を始めたけれど、実は本当の病気が他にあった……ということもあり得るのです。

うつ状態という診断名が長期間にわたって許容される状況では、医師は「本当にうつ病なのか？」と正確性を突き詰めなくても、とりあえずの診断をして、治療を継続できます。それで社会的にも通用するのです。このこともまた、診断を曖昧にさせている大きな要因です。

血液が物語る、脳と体の深い関係

先に申し上げたように、診断が正しくないと、当然のことながら、治療はうまくいきません。真に効果的な治療ができないので、うつ病が治らなかったり、仮に治ったとしても、ものすごく時間がかかったりすることになります。これでは、患者さんが報われません。

繰り返しますが、言葉に全面的に頼っている限り、うつ病の正しい診断にたどり着くことは難しいのです。そこで必要とされたのが、うつ病の新しい客観的な診断法の開発でした。主観的で曖昧な言葉ではなく、客観的で物質的な指標を使って、うつ病を診断することができれば、今よりもずっと正確な診断が可能になるはずです。

そこで私は試行錯誤の末、二〇〇九年に、うつ病診断の指標になる血液中の物質を探り当てました。第1章でご紹介した「**リン酸エタノールアミン**（**PEA**）」です。その発見に至るまでの経緯を簡単にご紹介しましょう。

私は、国立精神・神経センターに在籍していた二〇〇〇年頃から、うつ病の新しい診断法に関する研究を始めました。現実に、うつ病のバイオマーカー（生物学的指標）研究を、倫理委員会の承認のもとに開始したのは、平成十五年、すなわち二〇〇三年からです。糖尿病などの内科の病気のように、血液中の物質を測定することでうつ病の診断ができるようになれば、今よりもずっと正しい診断が可能になり、患者さんもつらい症状から早く解放されるようになります。診断は、医師にのみ独占的に権利が認められていますので、血液検査の数値を参考に、医師が診断を下せるようになることを目指しました。

血液に目を付けたのには、理由がありました。第2章でＰＴＳＤの患者さんはつらい記憶がフラッシュバックすることで神経細胞が傷害され、最終的にうつ病になることが多いと書きました。実はそれに加え、ＰＴＳＤの患者さんにはもう一つ、重大なダメージがありました。**免疫力の低下**です。

一九九〇年代のことですが、私は、過去に死に至るようなトラウマを受けたことがある方たちに集まってもらい、研究の協力をしてもらったことがあります。問診をした結果、その方々がトラウマの受傷体験をしたのは、平均すると十年以上も前のことでした。また、大半の方はＰＴＳＤとしての治療を受けておらず、うつ病ないしは、うつ状態としてだけ治療を受けていました。その頃はまだＰＴＳＤという言葉が、精神科医にも、一般にもなじみがなかったからだと思います。

ほとんどの方は普通の生活もできるようになっていましたが、それでも当時の体験を思い出すとつらくなるし、悲しくもなります。私と話しているときにも、涙がぽろぽろ流れてくることがありました。受傷体験から十年以上たっても、部分的にしか回復していなかったのです。

そして驚くことに、血液中の免疫細胞を調べたところ、免疫力が通常の四分の一にまで低下していました。その頃、私は脳と免疫との関係を研究する「精神神経免疫学」に傾倒しており、精神的ストレスと免疫との関係を熱心に調べていました。精神的ストレスを受けると細胞性免疫力が低下することはわかっていたのですが、この方々のように四分の一にまで下がってしまうようなケースは見たこともありませんでした。しかも、

ＰＴＳＤを発症してから十年以上もたっているのに、です。

ＰＴＳＤという強烈な精神的ストレスは、こんなにも人の免疫をダメにするのか。脳の中で起こっていることは、体にこれほどまで甚大な影響を及ぼすのか、と大きな衝撃を受けました。

免疫を担う細胞のほぼすべては血液中に存在しています。精神的ストレスによって免疫力が低下するという事実は、血液には脳の不調が反映されていることを意味しています。そして、脳と体との関係がこれほど密であるのなら、血液中の物質の変化を調べることで、脳の中の状態を推し量ることもできるのではないか。つまり、血液中の物質を通して、精神疾患の診断ができるのではないかと、二〇〇〇年頃にははっきりと考えるようになっていたのでした。

では、血液中の〝うつ病関連物質〟とは、いったい何なのか――。ここから、うつ病の指標となる物質の探索が本格的に始まったのです。

うつ病の指標となる物質「ＰＥＡ」を発見！

血液の中には無数といってもいいくらいの物質が溶け込んでいます。たんぱく質だけでも約三万種類以上あります。それが壊れてペプチド（アミノ酸が二つ以上結合したもの）になると、もう何百万種類もあるという世界です。

二〇〇五年頃のことですが、私はうつ病の患者さんの血液中に含まれるたんぱく質に関して調べた結果について、特許申請を行ったことがありました。そこでわかったのは、患者さんたちの血液中には自然免疫（人が生まれつき持っている免疫システム）にかかわる物質がたくさん存在しているという事実でした。

ちょっと難しい話になりますが、たとえば「補体」の「Ｃ３」というたんぱく質の断片が、うつ病の患者さんの血漿中に山ほど見つかりました。これは免疫反応の最も初期の段階で放出されるたんぱく質のことです。「敵が侵入してきたぞ。どんな奴かわからないが、とにかく出動だ！」といった具合に、最初に前線へと出ていくたんぱく質のことです。うつ病の患者さんたちはケガもしていない、体の病気も見当たらないのに、どういうわけか、このたんぱく質が増えていたのです。一方、うつ病でなく、身体も健康な人たちには、このような現象は認められませんでした。

つまり、C3の断片の増加は、うつ病によって起こった免疫反応の結果である可能性が高い、と考えられるわけです。脳内で何らかの免疫反応が起こり、そこで生じた物質が血液中に溶け込んでくるのです。ちなみに、このC3と同様に、免疫にかかわるいくつかのファクターを用いて、うつ病があるかどうかを予測しようとしているハーバード発のアメリカの企業もあります。

私はさらに、うつ病に特異的な物質を探し続けました。「これが、うつ病の指標になる」という単独の物質を見つけたかったからです。

気が遠くなるような作業でしたが、ドイツのマックス・プランク精神医学研究所と米国の国立精神衛生研究所(NIMH)の留学時代に学んだ質量分析法が役に立ちました。また私自身、医学部を卒業後にウイルス学や細菌学、免疫学、公衆衛生学、疫学を勉強していた時期がありましたので、その経験もすべて、大いに助けとなりました。

そして二〇〇七年からは、慶應義塾大学先端生命科学研究所の研究成果をもとに創立されたベンチャー企業「ヒューマン・メタボローム・テクノロジーズ（ＨＭＴ）」（山形県鶴岡市）と共同研究を開始し、本格的にうつ病の指標となる物質の探索に邁進しました。ＨＭＴには、「キャピラリー電気泳動を用いたメタボローム解析法」と言って、血液中に含まれる代謝物のすべてを網羅的に分析できる、彼ら独自の画期的な技術があります。水に溶ける代謝物を解析する方法ですので、血液（血漿）を調べるには非常に適していたのです。

その結果、二〇〇九年に、うつ病の患者さんと健常者の間で明らかに濃度が違う物質を見つけました。それが**「リン酸エタノールアミン（PEA）」**です。

ＰＥＡは非常に小さな分子で、**リン酸**（**P**）と**エタノール**（**E**）と**アミン**（**A**）の順に結合しています。ほとんどすべての生物種に存在し、生命維持のためにさまざまな役割を果たしています。たとえばウサギでは肝臓や動脈、心筋などにも含まれますが、圧倒的に多いのは脳です。神経細胞の軸索部分や細胞膜などにたくさん存在しています。

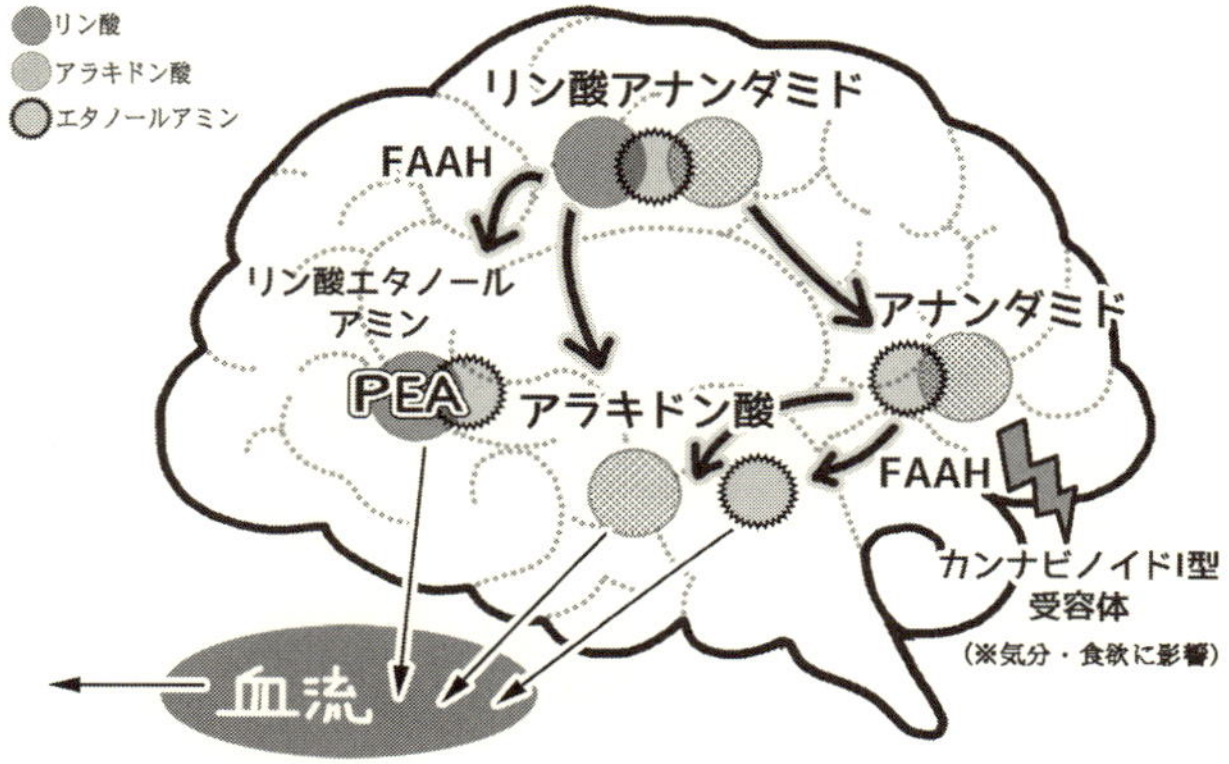

うつ病になると…
リン酸アナンダミドが減少→分解物質であるPEAが減少→脳から血中に放出されるPEAが減少→血漿PEA濃度が低下する

脳内には、快感や喜びの感情を作り出す**「アナンダミド」**という物質があります。いわゆる脳内麻薬様物質の一つで、快感に関わる「報酬系」の神経領域と深い関係があります。ちょっと面倒くさいですが、このアナンダミドができる前段階の物質（前駆物質）が**「リン酸アナンダミド」**であり、そして、このリン酸アナンダミドが分解されてできたものが、ＰＥＡなのです。

ちなみに、アナンダミドという言葉は、サンスクリット語の「アーナンダ」と有機化合物の分類を意味する「アミド」から成る造語です。アーナンダとは、お釈迦《しゃか》さまの弟子の名前で、もともと「歓喜」を意味する言葉です。「脳内物質」と「お坊さん」と「歓喜」……なんとも味わい深い組み合わせですね。

余談ですが、私は子供の頃からお坊さんになりたいと思っていました。大学時代は大学にはろくに行かず、お寺にばかり通い詰め、出家しようと本気で考えたこともありました（家族に反対され、お寺からも反対されて諦めましたが……）。そんな私がうつ病の指標となる物質を探索するなかで、お坊さんにかかわるネーミングの脳内物質にたどり着いたのですから、私には、なんとも不思議な気がしました。これも〝縁〟というものなのでしょうか。

話を戻しましょう。

うつ病になると、血液中のＰＥＡ濃度が低下することが、私たちの研究で明らかになりました。これは何らかの理由により、脳内のリン酸アナンダミドが減少した結果と考えられます。ＰＥＡはリン酸アナンダミドが分解されてできた物質ですから、そのリン酸アナンダミドが減れば、自ずと血液中に放出されるＰＥＡも少なくなってしまうのだろう、と考えています。

リン酸アナンダミドは快感や喜びを生み出す物質ですので、その分解物であるPEAも、同様に報酬系の感情に関連が深いと考えられます。**うつ病は、喜びを感じられなくなる病気**です。脳の中で、喜びに関わる物質が減少しているというのも、当然といえば当然のことなのかもしれません。

患者さんや研究者らに説明する際には、「アナンダミドが弁当の中身だとしたら、PEAは弁当の容器である」というたとえ話をしています。アナンダミドの使用量は、お弁当を何個食べたかと同じです。その数を知りたければ、弁当の容器の数を調べればわかります、というふうに。

コラム 毒素を注射したら、うつっぽくなったという驚きの実験結果

二〇〇一年にドイツ人研究者によって発表された、こんな有名な実験結果があります（＊）。二十人の健康な男性ボランティアに、体に害にならない程度

の菌体毒素（細菌由来の毒素）を注射して、血液中の物質と心理状態の変化を調べるというものです。害にならないとはいえ、健康な人に毒素を注射するというのですから、普通はなかなかできない実験です。

で、その結果ですが、菌体毒素が体内に入ると、血液中にはＴＮＦ‐αやインターロイキン‐６などの炎症にかかわる物質が増えました。菌体毒素という外敵が侵入してきたことに対し、体を守ろうとする免疫反応が起こったわけですね。

そして同時に、実験では心理テストも行われました。菌体毒素を注射すると、心理面にどんな変化が出るかを調べたのです。結果は、不安や抑うつ感が増し、記憶力が低下していました。うつ病になるほどのものではないのですが、一時的に〝うつっぽく〟なっていたのです。

つまり、感染症によって生じる体の炎症でさえも、免疫細胞の働きによっていろいろな物質が作られ、それが脳にも何らかの信号を送って、うつっぽくさせてしまう、ということなのです。体の炎症と心理状態という、一見別物のように思える両者が実は互いに関係していたということが、この実験により明らかになったわけです。

体のちょっとした感染でも抑うつに傾くのですから、脳内で何らかの炎症反応が起これば、本格的なうつ病に至ってもおかしくはないというものです。

実際に患者さんを診ていると、インフルエンザに罹《かか》り、それが治ってわりとすぐにパニック障害になってしまったというケースに本当に何回も遭遇しています。まさに風邪は万病のもとですね。

＊（注）Arch Gen Psychiatry, 2001 May; 58(5): 445-52

うつ病になるとＰＥＡ濃度が低下する

うつ病になると血液中のＰＥＡが減ることがわかりました。そこで、うつ病などの患者さんと健常者とで、実際に血液中のＰＥＡ濃度に違いがあるかどうかを調べてみました。

うつ病の患者さんについては、うつ病が持続している「**うつ病群**」、症状が部分的に改善している「**うつ病部分寛解群**」、症状が消えるまでに改善した「**うつ病寛解群**」の三群に分けました。また、うつ病以外にも双極性障害や統合失調症、気分変調症、発達障害、不安障害、摂食障害などの患者さんも対象としました。

こうして全部で十四の診断分類ごとに、患者さんの血液中ＰＥＡ濃度を調べた結果が、次ページの図です。

健常者のＰＥＡ濃度よりも明らかに低かったのは、「うつ病群」と「うつ病部分寛解群」でした。統合失調症でも低かったのですが、統計学的な有意差はなく、診断に使えるほどの差ではありませんでした。

つまり、今まさに病気の渦中で苦しんでいるうつ病の患者さんと、うつ病の回復途上にいる部分寛解の患者さんで、ＰＥＡ濃度がうつ病診断の指標になることが明らかになったわけです。

◉血液でうつ病を測る

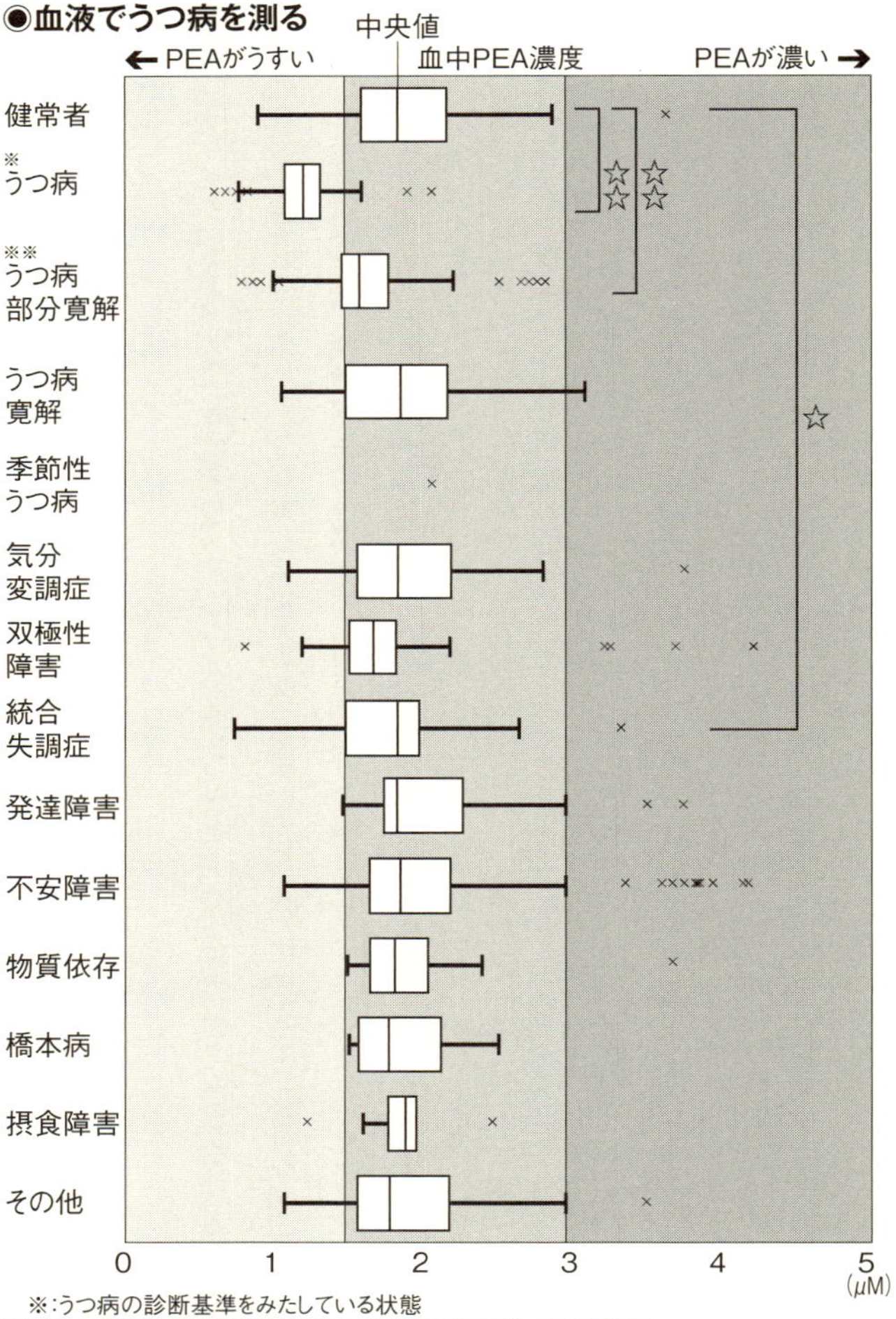

※:うつ病の診断基準をみたしている状態
※※:うつ病の診断基準をみたさないが、まだ症状が残っている状態
☆印は統計学的な有意差を表わす
×印は外れ値

では、具体的な症状とＰＥＡ濃度は、それぞれどう関係しているのでしょうか。第１章で書いた通り、うつ病には九つの代表的な症状があります。うつ病の患者さんが実際に呈している症状とＰＥＡ濃度にどれだけの相関関係があるか、調べてみました。

その結果、統計学的な有意差をもって、症状とＰＥＡ濃度に明らかな関係があったのは、**「抑うつ気分」「興味・喜びの喪失」「不眠」「そわそわして動き回る」「動作や話し方がゆっくりになる」「思考力の低下」**でした。つまり、これらの症状のある、うつ病の患者さんは、高確率でＰＥＡ濃度が低下しているということです。

うつ病の症状というのは患者さんによって異なり、全部で二百二十七通りの症状の組み合わせがありますが、これらの症状は多くの研究者が「これはうつ病である」と示すうつ病像に必ず入っているメイン症状です。つまり、ＰＥＡ濃度を測定することで、うつ病の大半の症状を押さえられるというわけです。また、これらの六個の症状を呈するうつ病は、どのような医療施設であっても、共通して見られることの多い、うつ病のメインの症状であることも、文献的にわかりました。この結果からも、ＰＥＡ検査はうつ病診断の確かな指標になり得ると、改めて確信しました。逆に言えば、ＰＥＡは、どこにでもある普通のうつ病を見分けるのに役に立つということでした。

なお、「体重増加・食欲の増加」という症状については、ＰＥＡ濃度が逆に上昇するという結果でした。うつ病の九つの症状の中には、「食欲不振・過多」があります。どちらも食欲の異常ですが、「食欲がない」と「食べすぎてしまう」では症状としてはまったく反対です。ＰＥＡ濃度は、食欲があって太ってしまったという患者さんでは、低下するどころか、増えてしまう傾向があるようでした。ですから、うつ病になっても食欲が落ちないとか、うつ病になってから体重が増えたといった患者さんは、ＰＥＡ検査では引っかからない可能性があるということです。ただし、過食気味のうつ病の人が必ずＰＥＡが高くなるというわけではなく、過食以外の症状のためにＰＥＡ濃度が低くなっている人も多く見られました。

基準となるＰＥＡ濃度の数値ですが、一・四六μＭが基準で、この数値より低いとうつ病であると診断できます。七十七人を対象に検証した結果では、うつ病の人を「うつ病である」と正しく診断できた確率（感度）は八八・一％、うつ病でない人を「うつ病

◉PEA濃度と明らかな相関があった「うつ病の症状」

<PEA濃度が低下>	
・抑うつ気分（絶望感や気分の落ち込み）	☆☆☆
・興味や楽しみの喪失（つまらない、楽しくない）	☆☆☆
・精神運動性遅延（思考や行動が遅くなってしまい、億劫）	☆☆☆
・不眠症（寝付きが悪い、中途覚醒する、早朝覚醒した後眠れない）	☆
・思考力、集中力の低下	☆
<PEA濃度が上昇>	
・体重増加、あるいは食欲増進	☆

☆が多いほど、統計学的な有意差が大きかった。

出典:Psychiatry and Clinical Neurosciences 2018; 72: 349-361
未治療のうつ病患者44人、うつ病でない患者56人を対象

でない」と正しく診断できた確率（特異度）は八八・六％でした（薬を飲んでいない人の数値）。

うつ病を診断できるバイオマーカーの研究は海外を含め、いろいろなところで進められていますが、今のところ、これだけの精度で診断できる物質は、ＰＥＡの他には知られていません。

これらのことは、二〇一八年の日本精神神経学会の学術雑誌「Psychiatry and Clinical Neurosciences」にも掲載されています（＊）。

＊（注）Psychiatry and Clinical Neurosciences 2018; 72: 349-361

うつ病の本質は「億劫」

うつ病という病気の本質を最もよく表しているのは、「億劫さ」だと考えています。これは私が、現在の国立精神・神経医療研究センターに在籍していたとき、上司だった樋口輝彦先生（現・名誉理事長）から教えていただいたことでした。

億劫とは、面倒で気が進まない状態のことです。うつ病の人でなくても、物事に対して億劫だと思うことはよくあるでしょう。たとえば、部屋の中がちらかっているので片づけないといけないが、どうにも面倒でやる気がしない。明日までに資料の整理をしておかないといけないが、気が進まず、先延ばしにしている……。そういうことは誰にでもあります。もちろん、私にもあります。

しかし、うつ病で生じる億劫さはそんなものではありません。たとえば、テーブルの上に置いていたコップが倒れ、中の水がこぼれてしまったとしましょう。普通なら近くにあるティッシュペーパーなどをサッと取って、こぼれた水を拭きますね。ところが、うつ病になると五〇センチ先にあるティッシュペーパーに手を伸ばすのも大変です。テーブルが濡れたままでいいと思っているわけではありませんし、怠けているわけでもありません。たとえその気があってもできないのです。あるいは、そもそもティッシュペーパーを取ろうという気持ちすら湧いてこないこともあります。

そんな病的な億劫さこそが、うつ病の本質なのです。

そして、この億劫さと関連の深い症状が「興味・喜びの喪失」「動作や話し方がゆっくりになる」「思考力の低下」です。興味や喜びを持てない、テキパキと動いたり話したりすることができない、頭が回らない、だから、何をするのも億劫になる、というわけですね。

これらの症状は前項で述べた通り、ＰＥＡ濃度の低下と明らかに相関するものでした。つまり、ＰＥＡ濃度を調べることで、億劫さを本質とするうつ病は診断可能である、ということです。

なお、この億劫さを招いているのが、神経伝達物質のノルアドレナリンの減少です。ノルアドレナリンは前述したように、「社会性」と深い関係があります。社会性とは、簡単に言うと「やらなければならないことをやる」ということです。「やりたいことをやる」のではなく、やらなければならないからやる、ということですね。こぼれた水を拭くのは面倒だが、やらなければならないからやる。ノルアドレナリンが減ると、それが難しくなります。その結果、仕事や家事がこれまでのようにできなくなり、社会生活を送ることに支障をきたすわけです。このような患者さんの薬物治療では、ノルアドレナリンを補うSNRIが効果的です。

コラム

ヒポクラテスと黒胆汁とタウリン

うつ病の患者さんでは、PEAだけでなく、「タウリン」も減っていることがわかりました。タウリンはアミノ酸の一種で、あらゆる臓器に存在しますが、ここで注目したいのは胆汁です。63ページでご紹介したヒポクラテスの話を覚えておられるでしょうか。つまり、「黒胆汁が増えすぎる状態の患者さんは憂うつ質になる」という話です。

実は、タウリンは胆汁の主成分である胆汁酸と結合して、タウロコール酸という形で存在しています。胆汁は黄色なのですが、タウロコール酸が胆汁の中で比率が高くなるほど、タウリンが減る、すなわちタウロコール酸が減ると黒くなってしまうのです。そう、まさにヒポクラテスの言っていた「黒胆汁」の状態です。

おそらくヒポクラテスは、生前に憂うつだった人たちの死後解剖をすることで、胆汁が黒くなっていたのを発見し、「黒胆汁が増えすぎると憂うつ質になる」という発想に至ったと想像するのが自然ではないかと思います。私は、うつ病のバイオマーカーを見つける研究の中で、期せずしてヒポクラテスの黒胆汁説のリアリティを再認識することになったわけです。

うつ病と不安障害を区別する

この血液検査は、うつ病と他の病気を見分けるのにも役立ちます。今のところ、不安障害や適応障害、パニック障害などとの区別が九割方可能になっています。

たとえば、不安障害はうつ病と一見よく似ていますが、ＰＥＡ濃度を調べると両者には明らかな違いが出ます。うつ病の患者さんではＰＥＡ濃度が低くなっていますが、不安障害の患者さんでは健常者とあまり差がありません。表面上は同じ不安症状でも、うつ病が原因なのか、不安障害が原因なのかで、ＰＥＡ濃度にはっきりとした差が出るのです。

たとえば、「集中できない」という症状は、うつ病でも不安障害でもよく現れる症状です。ただし、ひと口に集中できないといっても、その中身は二通り考えられます。一つは、頭が思うように回らず、思考力が低下した結果、集中できなくなっている状態。もう一つは、いろいろな雑念が次から次に湧いてくるため、目の前のことに集中するのが難しいという状態です。前者の場合はうつ病による症状ですが、後者の場合は不安障害によるものです。同じ「集中できない」でも、メカニズムがまったく違うのです。

このことは、不安障害とうつ病では脳の中で働いている物質が異なっていることを表しています。不安障害の大きな原因は、セロトニン不足です。一方、うつ病の場合は、セロトニンだけでなく、億劫の原因になっているノルアドレナリン不足もかかわっています。

このことは、それぞれに効果的な抗うつ薬が異なるということも意味しています。不安障害にはセロトニンを増やすSSRIが有効ですが、億劫を主体とするうつ病にはセロトニンだけでなく、ノルアドレナリンも増やしてくれるSNRIがよく効くということです。

治療効果や薬のやめどきもわかる

血液検査では、うつ病かどうかの診断だけでなく、重症度の判定も可能です。PEA濃度が低ければ低いほど、うつ病の程度も重いのです。

うつ病の重症度を測定する指標に、「ハミルトンうつ病評価尺度（HAM－D）」があります。そこで、このスコアとPEA濃度との相関を調べてみました。その結果、PEA濃度が高いほど、うつ病の症状は軽く（HAM－Dスコアは低値）、PEA濃度が低いほど、うつ病の症状は重い（HAM－Dスコアは高値）ことがわかりました。

当院では、初診時以外にも、二～三カ月ごとに採血をして、PEA濃度の変化を調べています。治療によって症状が消失していくと、それに併せてPEA濃度も上昇していきます。それらの変化を見極めながら、薬を減らしたり、薬をやめる時期を検討したりするのです。

治療に伴ってPEA濃度が一直線に上昇していく患者さんもいれば、治療途中に何らかのストレスがかかって、ＰＥＡ濃度が上下する患者さんもいます。たとえば、治療中に失恋や人事異動、長時間労働、いじめ、金銭的窮乏などのストレスがかかることによって、それまで上昇していたＰＥＡ濃度が一気に下降に転じることもあるのです。また、飲酒習慣がある人は、ＰＥＡ濃度も低くなりがちです。

治療では、問診によって患者さんの症状を見極め、同時に血液検査でＰＥＡ濃度も確認しつつ、処方している薬が適切かどうかを常に検討しています。この血液検査を補助的に活用することで、うつ病の診断、および治療がより確実なものになるという手ごたえを感じています。

今のところ、この血液検査を実施している医療機関は当院のみです。目下は研究目的ですので、希望する方は無料で検査を受けられます。五ml採血したら、二週間くらいで結果が出ます。今後は全国のみなさんにも受けていただけるよう、普及に努めていきたいと思っています。

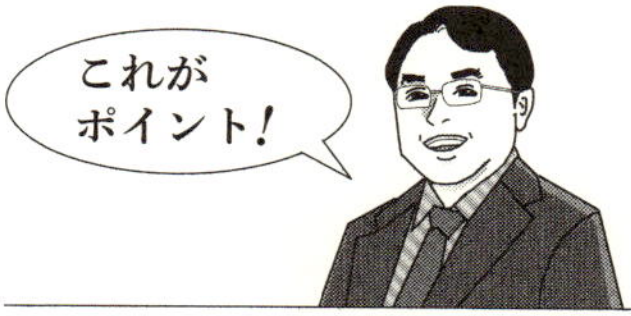

第6章のまとめ

◎問診中心では、正確な診断が難しい。

◎精神的ストレスは免疫力を低下させます。

◎脳の不調は、血液中の物質に反映されます。

◎血液検査で、うつ病かどうかがわかります。

◎うつ病になるとPEA濃度が低下します。

◎「何事も億劫」が、うつ病の本質。

◎不安障害では、PEA値が低下しません。

◎重症度や薬の効果、やめどきもわかります。

〈おわりに〉

国内国外を問わず、うつ病の治療のために病院を受診しても、一～二カ月の間に半数の患者様が通院を中止することがよく知られています。当院でも、うつ病であるとわかった時点で通院を中止する方は、開業当初、確かに多くいらっしゃいました。

そこで、私は多くの方が治療を怖がって中断してしまう原因は、うつ病に対する知識不足から来る不安にあるのではないかと推測し、うつ病治療が革命的に改善したことを説明することにしました。

二一世紀に日本で使用可能となったＳＳＲＩやＳＮＲＩなどの抗うつ薬は、それまでの抗うつ薬より効果が大きく、副作用が少なく、効果の持続力も安定し、おおよそどれくらいの日数で症状が改善していくのかも、かなり正確に予測することが可能となりました。これをきちんと患者様に説明することにより、当院では診断後に治療を中止する方の数が確実に減っています。

うつ病の血液検査によって、精神状態を客観的に把握できるようになったことも含め、薬を生み出す科学力への信頼と、心理療法を支える科学的知見の集積に対する信頼を構築することにより、うつ病の克服は、二〇世紀時点より遥かに簡単になっていると感じています。

本書は、一般の方々がうつ病治療の全体像や将来の見通しをしっかり把握できるよう、できるだけわかりやすくまとめてみました。また、患者様を取り巻く家族の方々や医師の対応の要点も記載し、欠けている社会通念を補完するとともに、うつ病による社会的・個人的損失から解放される未来を作り出したいと願って著作しました。

うつ病は心の病《やまい》ではなく、脳の病気、体の病気であり、患者様が十分に現代医学を信頼してくだされば、八割以上の確率で、回復しうるということを主張しています。本書でも取り上げたうつ病の原因としての炎症に対する創薬の試みも始まっており、未来において、うつ病は完全に治る病となりうる可能性があります。

うつに悩む患者様は、うつ病になってしまったことを後悔するのではなく、ぜひ、それを逆手《さかて》に取って考えていただきたいと思います。「田んぼ理論」に基づく自分の明る